PRZEPISY KETO DLA KOBIET POWYŻEJ 60

NAJPYSZNIEJSZE PRZEPISY NA ODCHUDZANIE I BYCIE ZDROWYM

EVA BONIEK

Spis treści

Proste kulki szpinakowe

To bardzo smaczna przystawka na imprezę keto!

Czas przygotowania: 10 minut
Czas gotowania: 12 minut
Porcje: 30

Składniki:

- 4 łyżki roztopionego ghee
- 2 jajka
- 1 szklanka mąki migdałowej
- 16 uncji szpinaku
- 1/3 szklanki sera feta, pokruszonego
- ¼ łyżeczki mielonej gałki muszkatołowej
- 1/3 szklanki parmezanu, startego
- Sól i pieprz do smaku
- 1 łyżka cebuli w proszku
- 3 łyżki śmietany do ubijania
- 1 łyżeczka sproszkowanego czosnku

Wskazówki:

1. W blenderze wymieszaj szpinak z ghee, jajkami, mąką migdałową, serem feta, parmezanem, gałką

muszkatołową, śmietaną, solą, pieprzem, cebulą i pieprzem czosnkowym i bardzo dobrze zmiksuj.

2. Przełóż do miski i trzymaj w zamrażarce przez 10 minut

3. Uformować 30 kulek szpinakowych, ułożyć na wyłożonej blasze do pieczenia, włożyć do piekarnika o temperaturze 350 stopni F i piec przez 12 minut.

4. Kuleczki szpinakowe zostaw do ostygnięcia i posłużą jako przystawka na przyjęcie.

Cieszyć się!

Odżywianie:kalorie 60, tłuszcz 5, błonnik 1, węglowodany 0,7, białko 2

Dip Czosnkowo-Szpinakowy

Ta przystawka keto sprawi, że pokochasz szpinak jeszcze bardziej!

Czas przygotowania: 10 minut

Czas gotowania: 35 minut

Porcje: 6

Składniki:

- 6 plastrów boczku
- 5 uncji szpinaku
- ½ szklanki kwaśnej śmietany
- 8 uncji serka śmietankowego, miękkiego
- 1 i ½ łyżki posiekanej natki pietruszki
- 2,5 uncji parmezanu, startego
- 1 łyżka soku z cytryny
- Sól i pieprz do smaku
- 1 łyżka mielonego czosnku

Wskazówki:

1. Patelnię rozgrzać na średnim ogniu, dodać boczek, smażyć na chrupko, przełożyć na ręczniki papierowe, odsączyć tłuszcz, pokruszyć i odstawić do miski.

9

2. Tę samą patelnię z boczkiem rozgrzać na średnim ogniu, dodać szpinak, wymieszać, gotować 2 minuty i przełożyć do miski.

3. W innej misce wymieszaj serek śmietankowy z czosnkiem, solą, pieprzem, śmietaną i pietruszką i dobrze wymieszaj.

4. Dodaj bekon i ponownie wymieszaj.

5. Dodaj sok z cytryny i szpinak i wszystko wymieszaj.

6. Dodaj parmezan i ponownie wymieszaj.

7. Podziel to na kokilki, wstaw do piekarnika o temperaturze 350 stopni i piecz przez 25 minut.

8. Rozgrzej piekarnik i podsmaż jeszcze 4 minuty.

9. Podawać z krakersami.

Cieszyć się!

Odżywianie: kalorie 345, tłuszcz 12, błonnik 3, węglowodany 6, białko 11

Przystawka z grzybów

Te grzyby są takie pyszne!

Czas przygotowania: 10 minut

Czas gotowania: 20 minut

Porcje: 5

Składniki:

- ¼ szklanki majonezu
- 1 łyżeczka sproszkowanego czosnku
- 1 mała żółta cebula, posiekana
- 24 uncje białych czapek grzybowych
- Sól i pieprz do smaku
- 1 łyżeczka curry w proszku
- 4 uncje serka śmietankowego, miękkiego
- ¼ szklanki kwaśnej śmietany
- ½ szklanki sera meksykańskiego, posiekanego
- 1 szklanka krewetek, ugotowanych, obranych ze skórki i posiekanych

Wskazówki:

1. W misce wymieszać majonez z czosnkiem w proszku, cebulą, curry w proszku, serkiem śmietankowym,

śmietaną, serem meksykańskim, krewetkami, solą i pieprzem do smaku i dobrze wymieszać.

2. Pieczarki faszerować tą mieszanką, ułożyć na blasze do pieczenia i gotować w piekarniku w temperaturze 350 stopni F przez 20 minut.

3. Ułóż na półmisku i podawaj.

Cieszyć się!

Odżywianie:kalorie 244, tłuszcz 20, błonnik 3, węglowodany 7, białko 14

Proste Paluszki Chlebowe

Musisz tylko dać szansę tej niesamowitej keto przekąsce!

Czas przygotowania: 10 minut

Czas gotowania: 15 minut

Porcje: 24

Składniki:

- 3 łyżki serka śmietankowego, miękkiego
- 1 łyżka proszku z babki płesznik
- ¾ szklanka mąki migdałowej
- 2 szklanki sera mozzarella, roztopionego przez 30 sekund w kuchence mikrofalowej
- 1 łyżeczka proszku do pieczenia
- 1 jajko
- 2 łyżki włoskiej przyprawy
- Sól i pieprz do smaku
- 3 uncje sera cheddar, startego
- 1 łyżeczka cebuli w proszku

Wskazówki:

1. W misce wymieszaj proszek psyllium z mąką migdałową, proszkiem do pieczenia, solą i pieprzem i wymieszaj.
2. Dodaj serek śmietankowy, roztopioną mozzarellę i jajko i mieszaj rękami, aż powstanie ciasto.
3. Rozłóż to na blasze do pieczenia i pokrój na 24 patyki.
4. Posyp je cebulą w proszku i włoską przyprawą.
5. Posyp serem cheddar, wstaw do piekarnika o temperaturze 350 stopni F i piecz przez 15 minut.
6. Podawaj je jako przekąskę keto!

Cieszyć się!

Odżywianie:kalorie 245, tłuszcz 12, błonnik 5, węglowodany 3, białko 14

włoskie pulpety

Ta przystawka w stylu włoskim to 100% keto!

Czas przygotowania: 10 minut

Czas gotowania: 6 minut

Porcje: 16

Składniki:

- 1 jajko
- Sól i pieprz do smaku
- ¼ szklanki mąki migdałowej
- 1 funt mięsa z indyka, mielonego
- ½ łyżeczki proszku czosnkowego
- 2 łyżki suszonych pomidorów, posiekanych
- ½ szklanki sera mozzarella, posiekanego
- 2 łyżki oliwy z oliwek
- 2 łyżki posiekanej bazylii

Wskazówki:

1. W misce wymieszać indyka z solą, pieprzem, jajkiem, mąką migdałową, czosnkiem w proszku, suszonymi pomidorami, mozzarellą i bazylią i dobrze wymieszać.

2. Uformować 12 klopsików, rozgrzać patelnię z oliwą na średnim ogniu, wrzucić klopsiki i smażyć po 2 minuty z każdej strony.
3. Ułóż na półmisku i podawaj.

Cieszyć się!

Odżywianie:kalorie 80, tłuszcz 6, błonnik 3, węglowodany 5, białko 7

Skrzydełka Parmezanowe

Doceni je cała Twoja rodzina!

Czas przygotowania: 10 minut

Czas gotowania: 24 minuty

Porcje: 6

Składniki:

- 6-funtowe skrzydełka z kurczaka, pokrojone na połówki
- Sól i pieprz do smaku
- ½ łyżeczki włoskiej przyprawy
- 2 łyżki ghee
- ½ szklanki parmezanu, startego
- Szczypta pokruszonych płatków czerwonej papryki
- 1 łyżeczka sproszkowanego czosnku
- 1 jajko

Wskazówki:

1. Ułożyć skrzydełka z kurczaka na wyłożonej blasze do pieczenia, wstawić do piekarnika o temperaturze 425 stopni F i piec przez 17 minut.

2. W międzyczasie w blenderze wymieszaj ghee z serem, jajkiem, solą, pieprzem, płatkami pieprzu, czosnkiem w proszku i przyprawami włoskimi i bardzo dobrze zmiksuj.
3. Wyjmij skrzydełka kurczaka z piekarnika, obróć je, obróć piekarnik do pieczenia i piecz jeszcze przez 5 minut.
4. Ponownie wyjąć kawałki kurczaka z piekarnika, polać je sosem, dobrze wymieszać i smażyć jeszcze 1 minutę.
5. Podawaj je jako szybką przystawkę keto.

Cieszyć się!

Odżywianie:kalorie 134, tłuszcz 8, błonnik 1, węglowodany 0,5, białko 14

Serowe paluszki

Ta przystawka keto po prostu rozpłynie się w ustach!

Czas przygotowania: 1 godzina i 10 minut

Czas gotowania: 20 minut

Porcje: 16

Składniki:

- 2 jajka, ubite
- Sól i pieprz do smaku
- 8 strun sera mozzarella, pokrojonych na połówki
- 1 szklanka parmezanu, startego
- 1 łyżka włoskiej przyprawy
- ½ szklanki oliwy z oliwek
- 1 ząbek czosnku, posiekany

Wskazówki:

1. W misce wymieszaj parmezan z solą, pieprzem, przyprawą włoską i czosnkiem i dobrze wymieszaj.
2. Włóż ubite jajka do innej miski.
3. Zanurz paluszki mozzarelli w mieszance jajecznej, a następnie w mieszance serowej.

4. Zanurz je ponownie w jajku i wymieszaj z parmezanem i trzymaj w zamrażarce przez 1 godzinę.
5. Patelnię z oliwą rozgrzać na średnim ogniu, dodać paluszki serowe, smażyć na złoty kolor z jednej strony, odwrócić i tak samo usmażyć z drugiej strony.
6. Ułóż je na półmisku i podawaj.

Cieszyć się!

Odżywianie:kalorie 140, tłuszcz 5, błonnik 1, węglowodany 3, białko 4

Smaczne Paluszki Brokułowe

Musisz zaprosić wszystkich swoich znajomych, aby skosztowali tej przystawki keto!

Czas przygotowania: 10 minut

Czas gotowania: 20 minut

Porcje: 20

Składniki:

- 1 jajko
- 2 szklanki różyczek brokułów
- 1/3 szklanki sera cheddar, startego
- ¼ szklanki żółtej cebuli, posiekanej
- 1/3 szklanki bułki tartej panko
- 1/3 szklanki włoskiej bułki tartej
- 2 łyżki posiekanej natki pietruszki
- mżawka oliwy z oliwek
- Sól i pieprz do smaku

Wskazówki:

1. Garnek podgrzać wodą na średnim ogniu, dodać brokuły, gotować na parze przez 1 minutę, odcedzić, posiekać i włożyć do miski.

2. Dodać jajko, ser cheddar, bułkę panko i włoskiego chleba, sól, pieprz i pietruszkę i wszystko dobrze wymieszać.

3. Uformuj wystające z tej mieszanki rękami i połóż je na blasze do pieczenia, którą wysmarowałeś oliwą z oliwek.

4. Wstawić do piekarnika w temperaturze 400 stopni F i piec przez 20 minut.

5. Ułóż na półmisku i podawaj.

Cieszyć się!

Odżywianie:kalorie 100, tłuszcz 4, błonnik 2, węglowodany 7, białko 7

Boczek Rozkosz

Nie bój się spróbować tej wyjątkowej i bardzo smacznej przekąski keto!

Czas przygotowania: 15 minut

Czas gotowania: 1 godzina i 20 minut

Porcje: 16

Składniki:

- ½ łyżeczki mielonego cynamonu
- 2 łyżki erytrytolu
- 16 plastrów boczku
- 1 łyżka oleju kokosowego
- 3 uncje ciemnej czekolady
- 1 łyżeczka ekstraktu z klonu

Wskazówki:

1. W misce wymieszaj cynamon z erytrytolem i wymieszaj.
2. Ułóż plastry bekonu na wyłożonej blasze do pieczenia i posyp je mieszanką cynamonu.
3. Odwróć plastry bekonu i ponownie posyp je mieszanką cynamonu.

4. Wstawić do piekarnika w temperaturze 275 stopni F i piec przez 1 godzinę.

5. Garnek z olejem rozgrzać na średnim ogniu, dodać czekoladę i mieszać, aż się rozpuści.

6. Dodaj ekstrakt z klonu, wymieszaj, zdejmij ogień i odstaw do ostygnięcia.

7. Wyjąć paski boczku z piekarnika, pozostawić do ostygnięcia, każdy zanurzyć w mieszance czekoladowej, położyć na papierze do pieczenia i odstawić do całkowitego ostygnięcia.

8. Podawaj na zimno.

Cieszyć się!

Odżywianie:kalorie 150, tłuszcz 4, błonnik 0,4, węglowodany 1,1, białko 3

Kubki do Taco

Te kubki do taco to idealna przystawka na przyjęcie!

Czas przygotowania: 10 minut

Czas gotowania: 40 minut

Porcje: 30

Składniki:

- 1 funt wołowiny, mielonej
- 2 szklanki sera cheddar, posiekanego
- ¼ szklanki wody
- Sól i pieprz do smaku
- 2 łyżki kminku
- 2 łyżki chili w proszku
- Pico de gallo do serwowania

Wskazówki:

1. Łyżkę parmezanu podzielić na wyłożoną blachą blachę do pieczenia, wstawić do piekarnika o temperaturze 350 stopni F i piec przez 7 minut.
2. Pozostaw ser na 1 minutę do ostygnięcia, przełóż do mini foremek na babeczki i uformuj w kubki.

3. W międzyczasie rozgrzej patelnię na średnim ogniu, dodaj wołowinę, wymieszaj i gotuj, aż się zrumieni.

4. Dodaj wodę, sól, pieprz, kminek i chili w proszku, wymieszaj i gotuj jeszcze przez 5 minut.

5. Podziel na miseczki serowe, posyp pico de gallo, przełóż je wszystkie na półmisek i podawaj.

Cieszyć się!

Odżywianie:kalorie 140, tłuszcz 6, błonnik 0, węglowodany 6, białko 15

Smaczne Roladki Z Kurczaka

To jest właśnie to, czego potrzebujesz! To najlepsza przystawka na imprezę keto!

Czas przygotowania: 2 godziny i 10 minut

Czas gotowania: 15 minut

Porcje: 12

Składniki:

- 4 uncje sera pleśniowego
- 2 szklanki ugotowanego i drobno posiekanego kurczaka
- Sól i pieprz do smaku
- 2 zielone cebule, posiekane
- 2 łodygi selera, drobno posiekane
- ½ szklanki sosu pomidorowego
- ½ łyżeczki erytrytolu
- 12 opakowań do jajek
- Olej roślinny

Wskazówki:

1. W misce wymieszać mięso z kurczaka z serem pleśniowym, solą, pieprzem, zieloną cebulką, selerem,

27

sosem pomidorowym i słodzikiem, dobrze wymieszać i przechowywać w lodówce przez 2 godziny.

2. Połóż opakowania po jajkach na blacie roboczym, rozłóż na nich mieszankę drobiową, zwiń i uszczelnij brzegi.

3. Rozgrzej patelnię z olejem roślinnym na średnim ogniu, dodaj bułki, smaż na złoty kolor, odwróć i smaż z drugiej strony.

4. Ułóż na półmisku i podawaj.

Cieszyć się!

Odżywianie:kalorie 220, tłuszcz 7, błonnik 2, węglowodany 6, białko 10

Frytki z Serem Halloumi

Są takie chrupiące i zachwycające!

Czas przygotowania: 10 minut

Czas gotowania: 5 minut

Porcje: 4

Składniki:

- 1 szklanka sosu marinara
- 8 uncji sera halloumi, suszonego na patyku i pokrojonego w frytki
- 2 uncje łoju

Wskazówki:

1. Rozgrzej patelnię łojem na średnim ogniu.
2. Dodać kawałki halloumi, przykryć, gotować po 2 minuty z każdej strony i przełożyć na ręczniki papierowe.
3. Odcedź nadmiar tłuszczu, przełóż do miski i podawaj z sosem marinara.

Cieszyć się!

Odżywianie:kalorie 200, tłuszcz 16, błonnik 1, węglowodany 1, białko 13

Chipsy Jalapeno

Tak łatwo je zrobić w domu!

Czas przygotowania: 10 minut

Czas gotowania: 25 minut

Porcje: 20

Składniki:

- 3 łyżki oliwy z oliwek
- 5 papryczek jalapenos, pokrojonych w plasterki
- 8 uncji parmezanu, startego
- ½ łyżeczki cebuli w proszku
- Sól i pieprz do smaku
- Sos Tabasco do podania

Wskazówki:

1. W misce wymieszaj plastry jalapeno z solą, pieprzem, olejem i cebulą w proszku, wymieszaj i rozłóż na wyłożonej blasze do pieczenia.
2. Wstawić do piekarnika w temperaturze 450 stopni F i piec przez 15 minut.
3. Wyjmij plasterki jalapeno z piekarnika i pozostaw do ostygnięcia.

4. W misce wymieszać plasterki papryki z serem i dobrze wycisnąć.
5. Wszystkie plastry ułożyć na innej wyłożonej blasze do pieczenia, ponownie włożyć do piekarnika i piec jeszcze 10 minut.
6. Odstawić jalapenos do ostygnięcia, ułożyć na talerzu i podawać z sosem Tabasco.

Cieszyć się!

Odżywianie:kalorie 50, tłuszcz 3, błonnik 0,1, węglowodany 0,3, białko 2

Pyszne Kubki Ogórkowe

Przygotuj się na spróbowanie czegoś naprawdę eleganckiego i pysznego!

Czas przygotowania: 10 minut

Czas gotowania: 0 minut

Porcje: 24

Składniki:

- 2 ogórki, obrane, pokrojone w calowe plastry i wyłuskane nasiona
- ½ szklanki kwaśnej śmietany
- Sól i biały pieprz do smaku
- 6 uncji wędzonego łososia, płatkowanego
- 1/3 szklanki posiekanej kolendry
- 2 łyżeczki soku z limonki
- 1 łyżka skórki z limonki
- Szczypta pieprzu cayenne

Wskazówki:

1. W misce wymieszaj łososia z solą, pieprzem, pieprzem cayenne, śmietaną, sokiem i skórką z limonki oraz kolendrą i dobrze wymieszaj.

2. Napełnij każdy kubek ogórka tą mieszanką z łososia, ułóż na półmisku i podawaj jako przystawkę keto.

Cieszyć się!

Odżywianie:kalorie 30, tłuszcz 11, błonnik 1, węglowodany 1, białko 2

Sałatka Kawiorowa

To takie eleganckie! Jest tak pyszny i wyrafinowany!

Czas przygotowania: 6 minut

Czas gotowania: 0 minut

Porcje: 16

Składniki:

- 8 jajek ugotowanych na twardo, obranych i rozgniecionych widelcem
- 4 uncje czarnego kawioru
- 4 uncje czerwonego kawioru
- Sól i pieprz do smaku
- 1 żółta cebula, drobno posiekana
- ¾ majonez filiżanka
- Kilka kromek bagietki tostowej do podania

Wskazówki:

1. W misce wymieszaj tłuczone jajka z majonezem, solą, pieprzem i cebulą i dobrze wymieszaj.
2. Rozłóż sałatkę z jajek na opiekanych plasterkach bagietki i posyp kawiorem.

Cieszyć się!

Odżywianie:kalorie 122, tłuszcz 8, błonnik 1, węglowodany 4, białko 7

Marynowane Kebaby

To idealna przystawka na letnie grillowanie!

Czas przygotowania: 20 minut

Czas gotowania: 10 minut

Porcje: 6

Składniki:

- 1 czerwona papryka, pokrojona na kawałki
- 1 zielona papryka, pokrojona na kawałki
- 1 pomarańczowa papryka, pokrojona na kawałki
- 2 funty steku z polędwicy wołowej, pokrojonej w średnią kostkę
- 4 ząbki czosnku, posiekane
- 1 czerwona cebula, pokrojona na kawałki
- Sól i pieprz do smaku
- 2 łyżki musztardy Dijon
- 2 i ½ łyżki sosu Worcestershire
- ¼ szklanki sosu tamari
- ¼ szklanki soku z cytryny
- ½ szklanki oliwy z oliwek

Wskazówki:

1. W misce wymieszaj sos Worcestershire z solą, pieprzem, czosnkiem, musztardą, tamari, sokiem z cytryny i olejem i bardzo dobrze wymieszaj.
2. Dodaj wołowinę, paprykę i kawałki cebuli do tej mieszanki, wymieszaj i odstaw na kilka minut.
3. Ułóż paprykę, kostki mięsa i kawałki cebuli na szaszłykach w różnych kolorach, umieść je na rozgrzanym grillu na średnim ogniu, gotuj przez 5 minut z każdej strony, przełóż na półmisek i podawaj jako letnia przystawka keto.

Cieszyć się!

Odżywianie:kalorie 246, tłuszcz 12, błonnik 1, węglowodany 4, białko 26

Proste bułeczki z cukinii

Musisz jak najszybciej spróbować tej prostej i bardzo smacznej
przystawki!

Czas przygotowania: 10 minut

Czas gotowania: 5 minut

Porcje: 24

Składniki:

- 2 łyżki oliwy z oliwek
- 3 cukinie, pokrojone w cienkie plasterki
- 24 liście bazylii
- 2 łyżki mięty, posiekanej
- 1 i 1/3 szklanki sera ricotta
- Sól i pieprz do smaku
- ¼ szklanki bazylii, posiekanej
- Sos pomidorowy do podania

Wskazówki:

1. Plastry cukinii posmaruj oliwą, dopraw solą i pieprzem
   z obu stron, ułóż na rozgrzanym grillu na średnim
   ogniu, smaż przez 2 minuty, odwróć i smaż przez
   kolejne 2 minuty.

2. Plastry cukinii położyć na talerzu i na razie odstawić.

3. W misce wymieszaj ricottę z posiekaną bazylią, miętą, solą i pieprzem i dobrze wymieszaj.

4. Rozłóż to na plasterkach cukinii, podziel również całe liście bazylii, zawijaj i podawaj jako przystawkę z sosem pomidorowym z boku.

Cieszyć się!

Odżywianie:kalorie 40, tłuszcz 3, błonnik 0,3, węglowodany 1, białko 2

Proste zielone krakersy

Są naprawdę zabawne i smakują niesamowicie!

Czas przygotowania: 10 minut

Czas gotowania: 24 godziny

Porcje: 6

Składniki:

- 2 szklanki siemienia lnianego, zmielonego
- 2 szklanki siemienia lnianego namoczonego przez noc i odsączonego
- 4 pęczki jarmużu, posiekane
- 1 pęczek bazylii, posiekanej
- ½ pęczka selera, posiekanego
- 4 ząbki czosnku, posiekane
- 1/3 szklanki oliwy z oliwek

Wskazówki:

1. W robocie kuchennym wymieszaj mielone siemię lniane z selerem, jarmużem, bazylią i czosnkiem i dobrze wymieszaj.
2. Dodaj olej i namoczone siemię lniane i ponownie zmiksuj.

3. Rozłóż to na tacy, pokrój na średnie krakersy, włóż do suszarki i susz przez 24 godziny w temperaturze 115 stopni F, obracając je do połowy.

4. Ułóż je na półmisku i podawaj.

Cieszyć się!

Odżywianie:kalorie 100, tłuszcz 1, błonnik 2, węglowodany 1, białko 4

Terrina z serem i pesto

To wygląda niesamowicie i świetnie smakuje!

Czas przygotowania: 30 minut

Czas gotowania: 0 minut

Porcje: 10

Składniki:

- ½ szklanki ciężkiej śmietany
- 10 uncji sera koziego, pokruszonego
- 3 łyżki pesto bazyliowego
- Sól i pieprz do smaku
- 5 suszonych pomidorów, posiekanych
- ¼ szklanki orzeszków piniowych, prażonych i posiekanych
- 1 łyżka orzeszków piniowych, prażonych i posiekanych

Wskazówki:

1. W misce wymieszaj kozi ser ze śmietaną, solą i pieprzem i wymieszaj mikserem.
2. Włóż połowę tej mieszanki do miski wyłożonej wykładziną i posmaruj.
3. Dodaj pesto na wierzch i również posmaruj.

4. Dodaj kolejną warstwę sera, następnie dodaj suszone pomidory i ¼ szklanki orzeszków pinii.
5. Rozłóż ostatnią warstwę sera i posyp 1 łyżką orzeszków pinii.
6. Chwilę wstawić do lodówki, odwrócić do góry nogami na talerzu i podawać.

Cieszyć się!

Odżywianie:kalorie 240, tłuszcz 12, błonnik 3, węglowodany 5, białko 12

Salsa z awokado

Będziesz to robić w kółko! Tak jest smacznie!

Czas przygotowania: 10 minut

Czas gotowania: 0 minut

Porcje: 4

Składniki:

- 1 mała czerwona cebula, posiekana
- 2 awokado, bez pestek, obrane i posiekane
- 3 posiekane papryczki jalapeno
- Sól i pieprz do smaku
- 2 łyżki kminku w proszku
- 2 łyżki soku z limonki
- ½ pomidora, posiekanego

Wskazówki:

1. W misce wymieszaj cebulę z awokado, papryką, solą, czarnym pieprzem, kminkiem, sokiem z limonki i kawałkami pomidora i dobrze wymieszaj.
2. Przełóż to do miski i podawaj z prażonymi plastrami bagietki jako przystawkę keto.

Cieszyć się!

Odżywianie:kalorie 120, tłuszcz 2, błonnik 2, węglowodany 0,4, białko 4

Smaczne Chipsy Jajowe

Chcesz wszystkim zaimponować? Następnie wypróbuj te żetony!

Czas przygotowania: 5 minut

Czas gotowania: 10 minut

Porcje: 2

Składniki:

- ½ łyżki wody
- 2 łyżki parmezanu, posiekane
- 4 białka jaj
- Sól i pieprz do smaku

Wskazówki:

1. W misce wymieszaj białka z solą, pieprzem i wodą i dobrze wymieszaj.
2. Przełóż to na patelnię do muffinek, posyp serem, wstaw do piekarnika o temperaturze 400 stopni F i piecz przez 15 minut.
3. Przełóż chipsy z białka jajka na półmisek i podawaj z keto dipem z boku.

Cieszyć się!

Odżywianie:kalorie 120, tłuszcz 2, błonnik 1, węglowodany 2, białko 7

Chili Chili Limonkowe

Te krakersy zachwycą Cię swoim niesamowitym smakiem!

Czas przygotowania: 10 minut

Czas gotowania: 20 minut

Porcje: 4

Składniki:

- 1 szklanka mąki migdałowej
- Sól i pieprz do smaku
- 1 i ½ łyżeczki skórki z limonki
- 1 łyżeczka soku z limonki
- 1 jajko

Wskazówki:

1. W misce wymieszaj mąkę migdałową ze skórką z limonki, sokiem z limonki i solą i wymieszaj.
2. Dodaj jajko i ponownie dobrze ubij.
3. Podziel to na 4 części, zwiń każdą w kulkę, a następnie dobrze rozprowadź za pomocą wałka do ciasta.
4. Pokrój każdy na 6 trójkątów, ułóż je wszystkie na blasze wyłożonej do pieczenia, wstaw do piekarnika o temperaturze 350 stopni F i piecz przez 20 minut.

Cieszyć się!

Odżywianie:kalorie 90, tłuszcz 1, błonnik 1, węglowodany 0,6, białko 3

Dip z karczochów

Jest tak bogaty i aromatyczny!

Czas przygotowania: 10 minut

Czas gotowania: 15 minut

Porcje: 16

Składniki:

- ¼ szklanki kwaśnej śmietany
- ¼ szklanki ciężkiej śmietany
- ¼ szklanki majonezu
- ¼ szklanki szalotki, posiekanej
- 1 łyżka oliwy z oliwek
- 2 ząbki czosnku, posiekane
- 4 uncje serka śmietankowego
- ½ szklanki parmezanu, startego
- 1 szklanka sera mozzarella, posiekanego
- 4 uncje sera feta, pokruszonego
- 1 łyżka octu balsamicznego
- 28 uncji serc karczochów w puszkach, posiekanych
- Sól i pieprz do smaku
- 10 uncji szpinaku, posiekanego

Wskazówki:

1. Patelnię z oliwą rozgrzać na średnim ogniu, dodać szalotkę i czosnek, wymieszać i smażyć 3 minuty.
2. Dodaj śmietanę i serek śmietankowy i wymieszaj.
3. Dodaj również śmietanę, parmezan, majonez, ser feta i ser mozzarella, wymieszaj i zmniejsz ogień.
4. Dodać karczocha, szpinak, sól, pieprz i ocet, dobrze wymieszać, zdjąć z ognia i przełożyć do miski.
5. Podawaj jako smaczny dip keto.

Cieszyć się!

Odżywianie:kalorie 144, tłuszcz 12, błonnik 2, węglowodany 5, białko 5

Przepisy na ketogeniczne ryby i owoce morza

Specjalne Ciasto Rybne

To jest naprawdę kremowe i bogate!

Czas przygotowania: 10 minut

Czas gotowania:1 godzina i 10 minut

Porcje: 6

Składniki:

- 1 czerwona cebula, posiekana
- 2 filety z łososia, bez skóry i pokrojone na średnie kawałki
- 2 filety z makreli, bez skóry i pokrojone na średnie kawałki
- 3 filety z łupacza i pokrojone na średnie kawałki
- 2 liście laurowe
- ¼ szklanki ghee + 2 łyżki ghee
- 1 główka kalafiora, różyczki oddzielone
- 4 jajka
- 4 goździki
- 1 szklanka śmietany do ubijania
- ½ szklanki wody
- Szczypta gałki muszkatołowej, mielonej
- 1 łyżeczka musztardy Dijon

- 1 szklanka sera cheddar posiekanego + ½ szklanki sera cheddar posiekanego
- Trochę posiekanej pietruszki
- Sól i pieprz do smaku
- 4 łyżki posiekanego szczypiorku

Wskazówki:

1. Na patelnię wlać trochę wody, posolić, zagotować na średnim ogniu, dodać jajka, gotować 10 minut, zdjąć z ognia, odcedzić, ostudzić, obrać i pokroić na ćwiartki.

2. Do innego garnka wlać wodę, zagotować, dodać różyczki kalafiora, gotować 10 minut, odcedzić, przelać do blendera, dodać ¼ szklanki ghee, dobrze zmiksować i przełożyć do miski.

3. Na patelnię wlać śmietanę i ½ szklanki wody, dodać rybę, wymieszać i podgrzać na średnim ogniu.

4. Dodaj cebulę, goździki i liście laurowe, zagotuj, zmniejsz ogień i gotuj 10 minut.

5. Zdejmij ogień, przełóż rybę do naczynia do pieczenia i odstaw na bok.

6. Podgrzej patelnię z sosem rybnym, dodaj gałkę muszkatołową, wymieszaj i gotuj przez 5 minut.

7. Zdejmij ogień, wyrzuć goździki i liście laurowe, dodaj 1 szklankę sera cheddar i 2 łyżki ghee i dobrze wymieszaj.

8. Umieść ćwiartki jaj na wierzchu ryby w naczyniu do pieczenia.

9. Dodać sos śmietanowo-serowy, posypać puree z kalafiora, posypać resztą sera cheddar, szczypiorkiem i natką pietruszki, wstawić do piekarnika na 30 minut.

10. Pozostaw ciasto do ostygnięcia przed pokrojeniem i
podaniem.

Cieszyć się!

Odżywianie:kalorie 300, tłuszcz 45, błonnik 3, węglowodany 5,
białko 26

Smaczna Pieczona Ryba

To łatwe danie z keto, które możesz zjeść dziś wieczorem na kolację!

Czas przygotowania: 10 minut

Czas gotowania: 30 minut

Porcje: 4

Składniki:

- 1-funtowy łupacz
- 3 łyżeczki wody
- 2 łyżki soku z cytryny
- Sól i pieprz do smaku
- 2 łyżki majonezu
- 1 łyżeczka koperku
- Spray do gotowania
- Szczypta starej przyprawy z zatoki

Wskazówki:

1. Spryskaj naczynie do pieczenia niewielką ilością oleju jadalnego.
2. Dodaj sok z cytryny, wodę i rybę i wymieszaj, aby trochę pokryć.

3. Dodaj sól, pieprz, przyprawę do starej zatoki i zielsko koperkowe i ponownie wrzuć.

4. Dodaj majonez i dobrze rozsmaruj.

5. Wstawić do piekarnika o temperaturze 350 stopni F i piec przez 30 minut.

6. Podziel na talerze i podawaj.

Cieszyć się!

Odżywianie:kalorie 104, tłuszcz 12, błonnik 1, węglowodany 0,5, białko 20

Niesamowita Tilapia

To wspaniałe danie jest idealne na wyjątkowy wieczór!

Czas przygotowania: 10 minut

Czas gotowania: 10 minut

Porcje: 4

Składniki:

- 4 filety z tilapii, bez kości
- Sól i pieprz do smaku
- ½ szklanki parmezanu, startego
- 4 łyżki majonezu
- ¼ łyżeczki bazylii, suszonej
- ¼ łyżeczki proszku czosnkowego
- 2 łyżki soku z cytryny
- ¼ szklanki ghee
- Spray do gotowania
- szczypta cebuli w proszku

Wskazówki:

1. Blachę spryskać sprayem do pieczenia, położyć na niej tilapię, doprawić solą i pieprzem, włożyć do nagrzanego brojlera i gotować 3 minuty.

2. Obróć rybę z drugiej strony i smaż jeszcze przez 3 minuty.

3. W misce wymieszaj parmezan z majonezem, bazylią, czosnkiem, sokiem z cytryny, cebulą w proszku i ghee i dobrze wymieszaj.

4. Dodaj ryby do tej mieszanki, dobrze wymieszaj, ponownie ułóż na blasze do pieczenia i smaż jeszcze przez 3 minuty.

5. Przełóż na talerze i podawaj.

Cieszyć się!

Odżywianie: kalorie 175, tłuszcz 10, błonnik 0, węglowodany 2, białko 17

Niesamowity pstrąg i specjalny sos

Po prostu musisz spróbować tego cudownego połączenia! To danie z keto jest świetne!

Czas przygotowania: 10 minut

Czas gotowania: 10 minut

Porcje: 1

Składniki:

- 1 duży filet z pstrąga
- Sól i pieprz do smaku
- 1 łyżka oliwy z oliwek
- 1 łyżka ghee
- Skórka i sok z 1 pomarańczy
- Garść natki pietruszki, posiekanej
- ½ szklanki orzechów pekan, posiekanych

Wskazówki:

1. Patelnię z oliwą rozgrzać na średnim ogniu, dodać filet rybny, doprawić solą i pieprzem, smażyć po 4 minuty z każdej strony, przełożyć na talerz i na razie trzymać w cieple.

2. Rozgrzej tę samą patelnię z ghee na średnim ogniu, dodaj orzechy pekan, wymieszaj i opiekaj przez 1 minutę.

3. Dodać sok i skórkę z pomarańczy, trochę soli i pieprzu oraz posiekaną natkę pietruszki, wymieszać, gotować 1 minutę i polać filetem rybnym.

4. Podawaj od razu.

Cieszyć się!

Odżywianie:kalorie 200, tłuszcz 10, błonnik 2, węglowodany 1, białko 14

Cudowny Pstrąg I Sos Ghee

Ryba tak dobrze komponuje się z sosem! Musisz spróbować już dziś!

Czas przygotowania: 10 minut

Czas gotowania: 10 minut

Porcje: 4

Składniki:

- 4 filety z pstrąga
- Sól i pieprz do smaku
- 3 łyżeczki startej skórki z cytryny
- 3 łyżki posiekanego szczypiorku
- 6 łyżek ghee
- 2 łyżki oliwy z oliwek
- 2 łyżeczki soku z cytryny

Wskazówki:

1. Pstrąga doprawić solą i pieprzem, skropić oliwą i lekko wmasować.

2. Rozgrzej grill kuchenny na średnim ogniu, dodaj filety rybne, gotuj przez 4 minuty, odwróć i gotuj jeszcze 4 minuty.

3. W międzyczasie podgrzej patelnię z ghee na średnim ogniu, dodaj sól, pieprz, szczypiorek, sok z cytryny i skórkę i dobrze wymieszaj.
4. Podziel filety rybne na talerze, skrop sosem ghee i podawaj.

Cieszyć się!

Odżywianie:kalorie 320, tłuszcz 12, błonnik 1, węglowodany 2, białko 24

Pieczony Łosoś

Serwuj to na specjalną okazję!

Czas przygotowania: 10 minut

Czas gotowania: 12 minut

Porcje: 4

Składniki:

- 2 łyżki ghee, miękkie
- 1 i ¼ funta fileta z łososia
- 2 uncje Kimchi, drobno posiekane
- Sól i pieprz do smaku

Wskazówki:

1. W robocie kuchennym wymieszaj ghee z Kimchi i dobrze zmiksuj.
2. Łososia natrzyj solą, pieprzem i mieszanką Kimchi i włóż do naczynia do pieczenia.
3. Wstawić do piekarnika w temperaturze 425 stopni F i piec przez 15 minut.
4. Podziel na talerze i podawaj z sałatką.

Cieszyć się!

Odżywianie:kalorie 200, tłuszcz 12, błonnik 0, węglowodany 3, białko 21

Pyszne Klopsiki z Łososia

Połącz te smaczne klopsiki z łososia z sosem Dijon i ciesz się!

Czas przygotowania: 10 minut

Czas gotowania: 30 minut

Porcje: 4

Składniki:

- 2 łyżki ghee
- 2 ząbki czosnku, posiekane
- 1/3 szklanki cebuli, posiekanej
- 1 funt dzikiego łososia, bez kości i mielonego
- ¼ szklanki szczypiorku, posiekanego
- 1 jajko
- 2 łyżki musztardy Dijon
- 1 łyżka mąki kokosowej
- Sól i pieprz do smaku

Na sos:

- 4 ząbki czosnku, posiekane
- 2 łyżki ghee
- 2 łyżki musztardy Dijon
- Sok i skórka z 1 cytryny

- 2 szklanki kremu kokosowego
- 2 łyżki posiekanego szczypiorku

Wskazówki:

1. Patelnię z 2 łyżkami ghee rozgrzać na średnim ogniu, dodać cebulę i 2 ząbki czosnku, wymieszać, gotować 3 minuty i przełożyć do miski.

2. W innej misce wymieszaj cebulę i czosnek z łososiem, szczypiorkiem, mąką kokosową, solą, pieprzem, 2 łyżkami musztardy i jajkiem i dobrze wymieszaj.

3. Z masy łososiowej uformować klopsiki, ułożyć na blasze do pieczenia, wstawić do piekarnika o temperaturze 350 stopni F i piec przez 25 minut.

4. W międzyczasie podgrzej patelnię z 2 łyżkami ghee na średnim ogniu, dodaj 4 ząbki czosnku, wymieszaj i gotuj przez 1 minutę.

5. Dodać śmietankę kokosową, 2 łyżki musztardy Dijon, sok i skórkę z cytryny oraz szczypiorek, wymieszać i gotować przez 3 minuty.

6. Klopsiki z łososia wyjąć z piekarnika, wrzucić do sosu Dijon, wrzucić, gotować 1 minutę i zdjąć z ognia.

7. Podziel na miski i podawaj.

Cieszyć się!

Odżywianie:kalorie 171, tłuszcz 5, błonnik 1, węglowodany 6, białko 23

Łosoś W Sosie Kaparowym

To danie jest cudowne i bardzo proste w przygotowaniu!

Czas przygotowania: 10 minut

Czas gotowania: 20 minut

Porcje: 3

Składniki:

- 3 filety z łososia
- Sól i pieprz do smaku
- 1 łyżka oliwy z oliwek
- 1 łyżka włoskiej przyprawy
- 2 łyżki kaparów
- 3 łyżki soku z cytryny
- 4 ząbki czosnku, posiekane
- 2 łyżki ghee

Wskazówki:

1. Rozgrzać patelnię z oliwą na średnim ogniu, dodać filety rybne skórą do góry, doprawić solą, pieprzem i przyprawą włoską, smażyć 2 minuty, odwrócić i smażyć jeszcze 2 minuty, zdjąć z ognia, przykryć patelnię i odstawić odstawić na 15 minut.

2. Przełóż ryby na talerz i odłóż je na bok.

3. Rozgrzej tę samą patelnię na średnim ogniu, dodaj kapary, sok z cytryny i czosnek, mieszaj i gotuj przez 2 minuty.

4. Zdejmij patelnię z ognia, dodaj ghee i bardzo dobrze wymieszaj.

5. Umieść rybę na patelni i wrzuć do polania sosem.

6. Podziel na talerze i podawaj.

Cieszyć się!

Odżywianie:kalorie 245, tłuszcz 12, błonnik 1, węglowodany 3, białko 23

Proste grillowane ostrygi

Są takie soczyste i pyszne!

Czas przygotowania: 10 minut

Czas gotowania: 10 minut

Porcje: 3

Składniki:

- 6 dużych ostryg, wyłuskanych
- 3 ząbki czosnku, posiekane
- 1 cytryna pokrojona w kliny
- 1 łyżka natki pietruszki
- Szczypta słodkiej papryki
- 2 łyżki roztopionego ghee

Wskazówki:

1. Posyp każdą ostrygę roztopionym ghee, pietruszką, papryką i ghee.
2. Umieść je na rozgrzanym grillu na średnim ogniu i gotuj przez 8 minut.
3. Podawaj z ćwiartkami cytryny z boku.

Cieszyć się!

Odżywianie:kalorie 60, tłuszcz 1, błonnik 0, węglowodany 0,6, białko 1

Pieczony Halibut

To pyszna ryba i jeśli zdecydujesz się zrobić to w ten sposób, naprawdę ją pokochasz!

Czas przygotowania: 10 minut

Czas gotowania: 10 minut

Porcje: 4

Składniki:

- ½ szklanki parmezanu, startego
- ¼ szklanki ghee
- ¼ szklanki majonezu
- 2 łyżki posiekanej zielonej cebuli
- 6 ząbków czosnku, posiekanych
- Odrobina sosu Tabasco
- 4 filety z halibuta
- Sól i pieprz do smaku
- Sok z ½ cytryny

Wskazówki:

1. Halibut doprawić solą, pieprzem i odrobiną soku z cytryny, umieścić w naczyniu do pieczenia i gotować w piekarniku w temperaturze 450 stopni F przez 6 minut.

2. W międzyczasie podgrzej patelnię z ghee na średnim ogniu, dodaj parmezan, majonez, szczypiorek, sos Tabasco, czosnek i resztę soku z cytryny i dobrze wymieszaj.
3. Wyjmij rybę z piekarnika, skrop sosem parmezanowym, obróć piekarnik i podsmaż rybę przez 3 minuty.
4. Podziel na talerze i podawaj.

Cieszyć się!

Odżywianie:kalorie 240, tłuszcz 12, błonnik 1, węglowodany 5, białko 23

Łosoś w Panierce

Skórka jest cudowna!

Czas przygotowania: 10 minut

Czas gotowania: 15 minut

Porcje: 4

Składniki:

- 3 ząbki czosnku, posiekane
- 2 funty fileta z łososia
- Sól i pieprz do smaku
- ½ szklanki parmezanu, startego
- ¼ szklanki natki pietruszki, posiekanej

Wskazówki:

1. Łososia ułożyć na blasze wyłożonej papierem do pieczenia, doprawić solą i pieprzem, przykryć pergaminem, wstawić do piekarnika na 425 st. C i piec 10 minut.
2. Wyjmij rybę z piekarnika, posyp rybę parmezanem, pietruszką i czosnkiem, ponownie wstaw do piekarnika i gotuj jeszcze 5 minut.
3. Podziel na talerze i podawaj.

Cieszyć się!

Odżywianie:kalorie 240, tłuszcz 12, błonnik 1, węglowodany 0,6, białko 25

Łosoś na kwaśnej śmietanie

To idealne danie keto na weekendowy posiłek!

Czas przygotowania: 10 minut

Czas gotowania: 15 minut

Porcje: 4

Składniki:

- 4 filety z łososia
- mżawka oliwy z oliwek
- Sól i pieprz do smaku
- 1/3 szklanki parmezanu, startego
- 1 i ½ łyżeczki musztardy
- ½ szklanki kwaśnej śmietany

Wskazówki:

1. Łososia ułożyć na blasze wyłożonej do pieczenia, doprawić solą i pieprzem i skropić oliwą.
2. W misce wymieszaj śmietanę z parmezanem, musztardą, solą i pieprzem i dobrze wymieszaj.
3. Nałóż tę śmietankę na łososia, wstaw do piekarnika w temperaturze 350 stopni F i piecz przez 15 minut.
4. Podziel na talerze i podawaj.

Cieszyć się!

Odżywianie:kalorie 200, tłuszcz 6, błonnik 1, węglowodany 4,
białko 20

Grilowany łosoś

Ten grillowany łosoś musi być podawany z salsą z awokado!

Czas przygotowania: 30 minut

Czas gotowania: 10 minut

Porcje: 4

Składniki:

- 4 filety z łososia
- 1 łyżka oliwy z oliwek
- Sól i pieprz do smaku
- 1 łyżeczka kminku, mielonego
- 1 łyżeczka słodkiej papryki
- ½ łyżeczki proszku ancho chili
- 1 łyżeczka cebuli w proszku

Do salsy:

- 1 mała czerwona cebula, posiekana
- 1 awokado, bez pestek, obrane i posiekane
- 2 łyżki posiekanej kolendry
- Sok z 2 limonek
- Sól i pieprz do smaku

Wskazówki:

1. W misce wymieszaj sól, pieprz, chili w proszku, cebulę w proszku, paprykę i kminek.

2. Natrzyj łososia tą mieszanką, skrop olejem i ponownie natrzyj i smaż na rozgrzanym grillu przez 4 minuty z każdej strony.

3. W międzyczasie w misce wymieszaj awokado z czerwoną cebulą, solą, pieprzem, kolendrą i sokiem z limonki i wymieszaj.

4. Podzielić łososia na talerze i posypać każdy filet salsą z awokado.

Cieszyć się!

Odżywianie:kalorie 300, tłuszcz 14, błonnik 4, węglowodany 5, białko 20

Smaczne Ciasta Z Tuńczyka

Musisz tylko dziś upiec te ciasta keto dla swojej rodziny!

Czas przygotowania: 10 minut

Czas gotowania: 10 minut

Porcje: 12

Składniki:

- 15 uncji tuńczyka w puszce, dobrze odcedzić i rozdrobnić
- 3 jajka
- ½ łyżeczki koperku, suszonego
- 1 łyżeczka natki pietruszki, suszonej
- ½ szklanki czerwonej cebuli, posiekanej
- 1 łyżeczka sproszkowanego czosnku
- Sól i pieprz do smaku
- olej do smażenia

Wskazówki:

1. W misce wymieszać tuńczyka z solą, pieprzem, koperkiem, pietruszką, cebulą, czosnkiem w proszku i jajkami i dobrze wymieszać.
2. Uformuj ciastka i ułóż na talerzu.

3. Rozgrzej patelnię z odrobiną oleju na średnim ogniu, dodaj ciastka z tuńczyka, smaż po 5 minut z każdej strony.
4. Podziel na talerze i podawaj.

Cieszyć się!

Odżywianie:kalorie 140, tłuszcz 2, błonnik 1, węglowodany 0,6, białko 6

Bardzo Smaczny Dorsz

Dziś polecamy spróbować dania z dorsza keto!

Czas przygotowania: 10 minut

Czas gotowania: 20 minut

Porcje: 4

Składniki:

- 1 funt dorsza, pokrojonego na średnie kawałki
- Sól i pieprz do smaku
- 2 zielone cebule, posiekane
- 3 ząbki czosnku, posiekane
- 3 łyżki sosu sojowego
- 1 szklanka wywaru rybnego
- 1 łyżka octu balsamicznego
- 1 łyżka startego imbiru
- ½ łyżeczki pokruszonej papryczki chili

Wskazówki:

1. Rozgrzej patelnię na średnim ogniu, dodaj kawałki ryby i zrumień po kilka minut z każdej strony.

2. Dodać czosnek, szczypiorek, sól, pieprz, sos sojowy, wywar rybny, ocet, papryczkę chili i imbir, wymieszać, przykryć, zmniejszyć ogień i gotować 20 minut.

3. Podziel na talerze i podawaj.

Cieszyć się!

Odżywianie:kalorie 154, tłuszcz 3, błonnik 0.5, węglowodany 4, białko 24

Smaczny Okoń Morski Z Kaparami

To bardzo smaczne i łatwe danie do przygotowania w domu, gdy jesteś na diecie keto!

Czas przygotowania: 10 minut

Czas gotowania: 15 minut

Porcje: 4

Składniki:

- 1 cytryna, pokrojona
- 1 funt fileta z okonia morskiego
- 2 łyżki kaparów
- 2 łyżki koperku
- Sól i pieprz do smaku

Wskazówki:

1. Filet z okonia morskiego włożyć do formy do pieczenia, doprawić solą i pieprzem, posypać kaparami, koprem i plasterkami cytryny.
2. Wstawić do piekarnika w temperaturze 350 stopni F i piec przez 15 minut.
3. Podziel na talerze i podawaj.

Cieszyć się!

Odżywianie:kalorie 150, tłuszcz 3, błonnik 2, węglowodany 0,7, białko 5

Dorsz Z Rukolą

To doskonały posiłek keto, który będzie gotowy do podania w mgnieniu oka!

Czas przygotowania: 10 minut

Czas gotowania: 20 minut

Porcje: 2

Składniki:

- 2 filety z dorsza
- 1 łyżka oliwy z oliwek
- Sól i pieprz do smaku
- Sok z 1 cytryny
- 3 szklanki rukoli
- ½ szklanki czarnych oliwek, bez pestek i pokrojonych w plastry
- 2 łyżki kaparów
- 1 ząbek czosnku, posiekany

Wskazówki:

1. Filety rybne ułożyć w żaroodpornym naczyniu, doprawić solą, pieprzem, skropić olejem i sokiem z

cytryny, wymieszać, włożyć do piekarnika o temperaturze 450 st. C i piec 20 minut.

2. W robocie kuchennym wymieszaj rukolę z solą, pieprzem, kaparami, oliwkami i czosnkiem i trochę zmiksuj.

3. Ułóż rybę na talerzach, przykryj tapenadą z rukoli i podawaj.

Cieszyć się!

Odżywianie:kalorie 240, tłuszcz 5, błonnik 3, węglowodany 3, białko 10

Pieczony Halibut I Warzywa

Pokochasz ten wspaniały pomysł na keto!

Czas przygotowania: 10 minut

Czas gotowania: 35 minut

Porcje: 2

Składniki:

- 1 czerwona papryka, grubo posiekana
- 1 żółta papryka, grubo posiekana
- 1 łyżeczka octu balsamicznego
- 1 łyżka oliwy z oliwek
- 2 filety z halibuta
- 2 szklanki szpinaku dla dzieci
- Sól i pieprz do smaku
- 1 łyżeczka kminku

Wskazówki:

1. W misce wymieszać paprykę z solą, pieprzem, połową oleju i octem, dobrze wymieszać i przełożyć do naczynia do pieczenia.

2. Wstawić do piekarnika w temperaturze 400 stopni F i piec przez 20 minut.

3. Patelnię z resztą oleju rozgrzać na średnim ogniu, dodać rybę, doprawić solą, pieprzem i kminkiem i przyrumienić ze wszystkich stron.
4. Wyjmij naczynie do pieczenia z piekarnika, dodaj szpinak, delikatnie wymieszaj i rozłóż całą mieszankę na talerze.
5. Dodaj rybę z boku, posyp solą i pieprzem i podawaj.

Cieszyć się!

Odżywianie:kalorie 230, tłuszcz 12, błonnik 1, węglowodany 4, białko 9

Smaczne Rybne Curry

Czy kiedykolwiek próbowałeś curry ketogenicznego? Następnie powinieneś naprawdę zwrócić uwagę!

Czas przygotowania: 10 minut

Czas gotowania: 25 minut

Porcje: 4

Składniki:

- 4 filety z białej ryby
- ½ łyżeczki gorczycy
- Sól i pieprz do smaku
- 2 zielone chilli, posiekane
- 1 łyżeczka startego imbiru
- 1 łyżeczka curry w proszku
- ¼ łyżeczki kminku, mielonego
- 4 łyżki oleju kokosowego
- 1 mała czerwona cebula, posiekana
- 1-calowy korzeń kurkumy, starty
- ¼ szklanki kolendry
- 1 i ½ szklanki kremu kokosowego
- 3 ząbki czosnku, posiekane

Wskazówki:

1. Garnek z połową oleju kokosowego rozgrzać na średnim ogniu, dodać ziarna gorczycy i smażyć 2 minuty.

2. Dodaj imbir, cebulę i czosnek, wymieszaj i gotuj przez 5 minut.

3. Dodaj kurkumę, curry, chilli i kminek, wymieszaj i gotuj jeszcze przez 5 minut.

4. Dodaj mleko kokosowe, sól i pieprz, wymieszaj, zagotuj i gotuj przez 15 minut.

5. Na średnim ogniu rozgrzać kolejną patelnię z resztą oleju, dodać rybę, wymieszać i smażyć 3 minuty.

6. Dodaj to do sosu curry, wymieszaj i gotuj jeszcze przez 5 minut.

7. Dodaj kolendrę, wymieszaj, podziel na miski i podawaj.

Cieszyć się!

Odżywianie:kalorie 500, tłuszcz 34, błonnik 7, węglowodany 6, białko 44

Pyszne Krewetki

To prosty i smaczny pomysł na obiad!

Czas przygotowania: 10 minut

Czas gotowania: 10 minut

Porcje: 4

Składniki:

- 2 łyżki oliwy z oliwek
- 1 łyżka ghee
- 1 funt obranych i pozbawionych mięsa krewetek
- 2 łyżki soku z cytryny
- 2 łyżki mielonego czosnku
- 1 łyżka skórki z cytryny
- Sól i pieprz do smaku

Wskazówki:

1. Patelnię z oliwą i ghee rozgrzać na średnim ogniu, dodać krewetki i smażyć 2 minuty.
2. Dodaj czosnek, wymieszaj i gotuj jeszcze 4 minuty.
3. Dodać sok z cytryny, skórkę z cytryny, sól i pieprz, wymieszać, zdjąć z ognia i podawać.

Cieszyć się!

Odżywianie:kalorie 149, tłuszcz 1, błonnik 3, węglowodany 1, białko 6

Pieczone Barramundi

To wyjątkowe danie!

Czas przygotowania: 10 minut

Czas gotowania: 12 minut

Porcje: 4

Składniki:

- 2 filety barramundi
- 2 łyżeczki oliwy z oliwek
- 2 łyżeczki włoskiej przyprawy
- ¼ szklanki zielonych oliwek, bez pestek i posiekanych
- ¼ szklanki pomidorków koktajlowych, posiekanych
- ¼ szklanki czarnych oliwek, posiekanych
- 1 łyżka skórki z cytryny
- 2 łyżki skórki z cytryny
- Sól i pieprz do smaku
- 2 łyżki posiekanej natki pietruszki
- 1 łyżka oliwy z oliwek

Wskazówki:

1. Rybę natrzeć solą, pieprzem, przyprawą włoską i 2 łyżeczkami oliwy z oliwek, przełożyć do formy do pieczenia i na razie odstawić.
2. W międzyczasie w misce wymieszaj pomidory ze wszystkimi oliwkami, solą, pieprzem, skórką z cytryny i sokiem z cytryny, pietruszką i 1 łyżką oliwy z oliwek i wszystko dobrze wymieszaj.
3. Wstaw rybę do piekarnika w temperaturze 400 stopni F i piecz przez 12 minut.
4. Rybę podzielić na talerze, posypać pomidorowym smakiem i podawać.

Cieszyć się!

Odżywianie:kalorie 150, tłuszcz 4, błonnik 2, węglowodany 1, białko 10

Krewetki Kokosowe

Naprawdę musisz spróbować tego prostego, kolorowego i bardzo smacznego dania!

Czas przygotowania: 10 minut

Czas gotowania: 13 minut

Porcje: 4

Składniki:

- 1 funt obranych i pozbawionych mięsa krewetek
- Sól i pieprz do smaku
- 4 pomidorki koktajlowe, posiekane
- 2 szklanki groszku cukrowego, pokrojonego w plastry
- 1 czerwona papryka, pokrojona w plastry
- 1 łyżka oliwy z oliwek
- ½ szklanki posiekanej kolendry
- 1 łyżka mielonego czosnku
- ½ szklanki zielonej cebuli, posiekanej
- ½ łyżeczki płatków czerwonej papryki
- 10 uncji mleka kokosowego
- 2 łyżki soku z limonki

Wskazówki:

1. Patelnię z oliwą rozgrzać na średnim ogniu, dodać groszek cukrowy i smażyć przez 2 minuty.
2. Dodaj pieprz i gotuj jeszcze przez 3 minuty.
3. Dodaj kolendrę, czosnek, zieloną cebulę i płatki pieprzu, wymieszaj i gotuj przez 1 minutę.
4. Dodaj pomidory i mleko kokosowe, mieszaj i gotuj wszystko przez 5 minut.
5. Dodać krewetki i sok z limonki, wymieszać i gotować przez 3 minuty.
6. Dopraw solą i pieprzem, wymieszaj i podawaj na gorąco.

Cieszyć się!

Odżywianie:kalorie 150, tłuszcz 3, błonnik 3, węglowodany 1, białko 7

Sałatka Z Krewetkami I Makaronem

To danie w stylu tajskim jest takie smaczne!

Czas przygotowania: 10 minut

Czas gotowania: 0 minut

Porcje: 4

Składniki:

- 1 ogórek, pokrojony spiralizerem
- ½ szklanki bazylii, posiekanej
- ½ funta krewetki, już ugotowane, obrane i pozbawione mięsa
- Sól i pieprz do smaku
- 1 łyżka stewii
- 2 łyżeczki sosu rybnego
- 2 łyżki soku z limonki
- 2 łyżeczki sosu chili czosnkowego

Wskazówki:

1. Makaron ogórkowy położyć na ręczniku papierowym, przykryć drugim i dobrze docisnąć.
2. Włożyć do miski i wymieszać z bazylią, krewetkami, solą i pieprzem.

3. W innej misce wymieszaj stewię z sosem rybnym, sokiem z limonki i sosem chili i dobrze wymieszaj.
4. Dodaj to do sałatki z krewetek, dobrze wymieszaj i podawaj.

Cieszyć się!

Odżywianie:kalorie 130, tłuszcz 2, błonnik 3, węglowodany 1, białko 6

Pieczone Mahi Mahi I Salsa

Dzisiaj możesz spróbować niesamowitego śródziemnomorskiego dania keto!

Czas przygotowania: 10 minut

Czas gotowania: 16 minut

Porcje: 2

Składniki:

- 2 filety mahi-mahi
- ½ szklanki żółtej cebuli, posiekanej
- 4 łyżeczki oliwy z oliwek
- 1 łyżeczka greckiej przyprawy
- 1 łyżeczka mielonego czosnku
- 1 zielona papryka, posiekana
- ½ szklanki salsy pomidorowej z puszki
- 2 łyżki oliwek kalamata, bez pestek i posiekanych
- ¼ szklanki bulionu z kurczaka
- Sól i pieprz do smaku
- 2 łyżki sera feta, pokruszonego

Wskazówki:

1. Patelnię z 2 łyżeczkami oleju rozgrzać na średnim ogniu, dodać paprykę i cebulę, wymieszać i smażyć 3 minuty.
2. Dodać przyprawę grecką i czosnek, wymieszać i gotować jeszcze 1 minutę.
3. Dodaj bulion, oliwki i salsę, ponownie wymieszaj i gotuj, aż masa zgęstnieje przez 5 minut.
4. Przełóż do miski i na razie odstaw na bok.
5. Ponownie rozgrzać patelnię z resztą oleju na średnim ogniu, dodać rybę, doprawić solą i pieprzem i smażyć 2 minuty.
6. Odwróć, gotuj jeszcze 2 minuty i przełóż do naczynia do pieczenia.
7. Nałóż salsę na rybę, wstaw do piekarnika i piecz w temperaturze 425 stopni F przez 6 minut.
8. Posyp fetę i podawaj na gorąco.

Cieszyć się!

Odżywianie:kalorie 200, tłuszcz 5, błonnik 2, węglowodany 2, białko 7

Krewetki Pikantne

Powinieneś rozważyć zrobienie tego na kolację dziś wieczorem!

Czas przygotowania: 10 minut

Czas gotowania: 8 minut

Porcje: 2

Składniki:

- ½ funta dużych krewetek, obranych i pozbawionych mięsa
- 2 łyżeczki sosu Worcestershire
- 2 łyżeczki oliwy z oliwek
- Sok z 1 cytryny
- Sól i pieprz do smaku
- 1 łyżeczka przyprawy kreolskiej

Wskazówki:

1. Krewetki ułożyć w jednej warstwie w naczyniu do pieczenia, doprawić solą i pieprzem i skropić olejem.
2. Dodaj sos Worcestershire, sok z cytryny i posyp przyprawą kreolską.
3. Krewetki podrzucamy, wkładamy do piekarnika, stawiamy na grillu i gotujemy 8 minut.
4. Podziel na 2 talerze i podawaj.

Cieszyć się!

Odżywianie:kalorie 120, tłuszcz 3, błonnik 1, węglowodany 2, białko 6

Gulasz Krewetkowy

Czy kiedykolwiek próbowałeś czegoś takiego?

Czas przygotowania: 10 minut

Czas gotowania: 15 minut

Porcje: 6

Składniki:

- ¼ szklanki żółtej cebuli, posiekanej
- ¼ szklanki oliwy z oliwek
- 1 ząbek czosnku, posiekany
- 1 i ½ funta krewetek, obranych i pozbawionych mięsa
- ¼ szklanki czerwonej papryki, pieczonej i posiekanej
- 14 uncji pomidorów z puszki, posiekanych
- ¼ szklanki kolendry, posiekanej
- 2 łyżki sosu sriracha
- 1 szklanka mleka kokosowego
- Sól i pieprz do smaku
- 2 łyżki soku z limonki

Wskazówki:

1. Patelnię z oliwą rozgrzać na średnim ogniu, dodać cebulę, wymieszać i smażyć 4 minuty.

2. Dodaj paprykę i czosnek, wymieszaj i gotuj jeszcze 4 minuty.
3. Dodaj kolendrę, pomidory i krewetki, wymieszaj i gotuj, aż krewetki staną się różowe.
4. Dodaj mleko kokosowe i sos sriracha, wymieszaj i delikatnie zagotuj.
5. Dodać sól, pieprz i sok z limonki, wymieszać, przełożyć do miseczek i podawać.

Cieszyć się!

Odżywianie:kalorie 250, tłuszcz 12, błonnik 3, węglowodany 5, białko 20

krewetki Alfredo

Wygląda niewiarygodnie!

Czas przygotowania: 10 minut

Czas gotowania: 20 minut

Porcje: 4

Składniki:

- 8 uncji pieczarek, posiekanych
- 1 pęczek szparagów, pokrojony na średnie kawałki
- 1 funt obranych i pozbawionych mięsa krewetek
- Sól i pieprz do smaku
- 1 dynia spaghetti, pokrojona na połówki
- 2 łyżki oliwy z oliwek
- 2 łyżeczki włoskiej przyprawy
- 1 żółta cebula, posiekana
- 1 łyżeczka pokruszonych płatków czerwonej papryki
- ¼ szklanki ghee
- 1 szklanka startego parmezanu
- 2 ząbki czosnku, posiekane
- 1 szklanka gęstej śmietany

Wskazówki:

1. Ułóż połówki dyni na wyłożonej blachą blasze do pieczenia, wstaw do piekarnika o temperaturze 425 stopni F i piecz przez 40 minut.
2. Zbierz wnętrze i włóż do miski.
3. Do garnka wlać wodę, posolić, zagotować na średnim ogniu, dodać szparagi, gotować na parze przez kilka minut, przełożyć do miski z wodą z lodem, odcedzić i również odstawić.
4. Patelnię z oliwą rozgrzać na średnim ogniu, dodać cebulę i pieczarki, wymieszać i smażyć 7 minut.
5. Dodać płatki pieprzu, przyprawy włoskie, sól, pieprz, dynię i szparagi, wymieszać i gotować jeszcze kilka minut.
6. Kolejną patelnię z ghee podgrzej na średnim ogniu, dodaj gęstą śmietanę, czosnek i parmezan, wymieszaj i gotuj przez 5 minut.
7. Dodaj krewetki do tej patelni, wymieszaj i gotuj przez 7 minut.
8. Warzywa podzielić na talerze, polać krewetkami i sosem i podawać.

Cieszyć się!

Odżywianie:kalorie 455, tłuszcz 6, błonnik 5, węglowodany 4, białko 13

Zupa Krewetkowo-Śnieżno Groszkowa

To jeden z najlepszych sposobów na delektowanie się krewetkami!

Czas przygotowania: 10 minut

Czas gotowania: 10 minut

Porcje: 4

Składniki:

- 4 szalotki, posiekane
- 1 i ½ łyżki oleju kokosowego
- 1 mały korzeń imbiru, drobno posiekany
- 8 filiżanek wywaru z kurczaka
- ¼ szklanki aminokwasów kokosowych
- 5 uncji pędów bambusa w puszkach, pokrojonych w plastry
- Pieprz czarny do smaku
- ¼ łyżeczki sosu rybnego
- 1 funt obranych i pozbawionych mięsa krewetek
- ½ funta groszku śnieżnego
- 1 łyżka oleju sezamowego
- ½ łyżki oleju chili

Wskazówki:

1. Garnek z olejem kokosowym rozgrzewamy na średnim ogniu, dodajemy szalotki i imbir, mieszamy i gotujemy 2 minuty.
2. Dodaj aminokwasy kokosowe, bulion, pieprz i sos rybny, wymieszaj i zagotuj.
3. Dodać krewetki, groszek śnieżny i pędy bambusa, wymieszać i gotować przez 3 minuty.
4. Dodaj olej sezamowy i gorący olej chili, wymieszaj, rozłóż do miseczek i podawaj.

Cieszyć się!

Odżywianie:kalorie 200, tłuszcz 3, błonnik 2, węglowodany 4, białko 14

Proste danie z małży

Wystarczy kilka prostych składników, aby przygotować smaczne i szybkie danie!

Czas przygotowania: 5 minut

Czas gotowania: 5 minut

Porcje: 4

Składniki:

- 2 funty małży, oczyszczone z brody i wyszorowane
- 2 ząbki czosnku, posiekane
- 1 łyżka ghee
- Odrobina soku z cytryny

Wskazówki:

1. Do garnka wlać trochę wody, dodać małże, zagotować na średnim ogniu, gotować 5 minut, zdjąć z ognia, nieotwarte małże wyrzucić i przełożyć do miski.
2. W innej misce wymieszaj ghee z czosnkiem i sokiem z cytryny, wymieszaj i podgrzewaj w kuchence mikrofalowej przez 1 minutę.
3. Zalej małże i od razu podawaj.

Cieszyć się!

Odżywianie:kalorie 50, tłuszcz 1, błonnik 0, węglowodany 0,5, białko 2

Proste smażone kalmary i smaczny sos

To jedno z naszych ulubionych dań z keto kalmarów!

Czas przygotowania: 10 minut

Czas gotowania: 20 minut

Porcje: 2

Składniki:

- 1 kalmar, pokrojony w średnie krążki
- Szczypta pieprzu cayenne
- 1 jajko, ubite
- 2 łyżki mąki kokosowej
- Sól i pieprz do smaku
- Olej kokosowy do smażenia
- 1 łyżka soku z cytryny
- 4 łyżki majonezu
- 1 łyżeczka sosu sriracha

Wskazówki:

1. Dopraw krążki kalmarów solą, pieprzem i pieprzem cayenne i włóż je do miski.
2. W misce ubić jajko z solą, pieprzem i mąką kokosową i dobrze ubić.

3. Pogłęb krążki kalmarów w tej mieszance.

4. Rozgrzej patelnię z wystarczającą ilością oleju kokosowego na średnim ogniu, dodaj krążki kalmarów, smaż, aż staną się złote z obu stron.

5. Przełóż na ręczniki papierowe, odsącz tłuszcz i włóż do miski.

6. W innej misce wymieszaj majonez z sokiem z cytryny i sosem sriracha, dobrze wymieszaj i podawaj krążki kalmarów z tym sosem.

Cieszyć się!

Odżywianie:kalorie 345, tłuszcz 32, błonnik 3, węglowodany 3, białko 13

Pieczone Kalmary I Krewetki

To ketogeniczne danie z owoców morza jest świetne!

Czas przygotowania: 10 minut

Czas gotowania: 20 minut

Porcje: 1

Składniki:

- 8 uncji kalmarów, pokrojonych w średnie krążki
- 7 uncji krewetek, obranych i pozbawionych żyłki
- 1 jajka
- 3 łyżki mąki kokosowej
- 1 łyżka oleju kokosowego
- 2 łyżki awokado, posiekane
- 1 łyżeczka pasty pomidorowej
- 1 łyżka majonezu
- Odrobina sosu Worcestershire
- 1 łyżeczka soku z cytryny
- 2 plasterki cytryny
- Sól i pieprz do smaku
- ½ łyżeczki kurkumy

Wskazówki:

1. W misce ubij jajko z olejem kokosowym.
2. Dodaj krążki kalmarów i krewetki i wymieszaj, aby obtoczyć.
3. W drugiej misce wymieszaj mąkę z solą, pieprzem i kurkumą i wymieszaj.
4. Posmaruj kalmary i krewetki w tej mieszance, ułóż wszystko na wyłożonej blaszce do pieczenia, wstaw do piekarnika o temperaturze 400 stopni F i piecz przez 10 minut.
5. Przerzuć kalmary i krewetki i piecz jeszcze przez 10 minut.
6. W międzyczasie w misce wymieszaj awokado z majonezem i pastą pomidorową i zetrzyj widelcem.
7. Dodaj sos Worcestershire, sok z cytryny, sól i pieprz i dobrze wymieszaj.
8. Pieczone kalmary i krewetki podziel na talerze i podawaj z sosem i sokiem z cytryny.

Cieszyć się!

Odżywianie:kalorie 368, tłuszcz 23, błonnik 3, węglowodany 10, białko 34

Sałatka z Ośmiornicy

Jest taki świeży i lekki!

Czas przygotowania: 10 minut

Czas gotowania: 40 minut

Porcje: 2

Składniki:

- 21 uncji ośmiornicy, opłukanej
- Sok z 1 cytryny
- 4 łodygi selera, posiekane
- 3 uncje oliwy z oliwek
- Sól i pieprz do smaku
- 4 łyżki posiekanej natki pietruszki

Wskazówki:

1. Włożyć ośmiornicę do garnka, zalać wodą, przykryć garnek, zagotować na średnim ogniu, gotować 40 minut, odcedzić i odstawić do ostygnięcia.
2. Posiekaj ośmiornicę i włóż do salaterki.
3. Dodaj łodygi selera, pietruszkę, olej i sok z cytryny i dobrze wymieszaj.
4. Dopraw solą i pieprzem, wrzuć ponownie i podawaj.

Cieszyć się!

Odżywianie:kalorie 140, tłuszcz 10, błonnik 3, węglowodany 6, białko 23

Chowder z mięczaków

Idealny na bardzo mroźny zimowy dzień!

Czas przygotowania: 10 minut

Czas gotowania: 2 godziny

Porcje: 4

Składniki:

- 1 szklanka posiekanych łodyg selera
- Sól i pieprz do smaku
- 1 łyżeczka mielonego tymianku
- 2 szklanki bulionu z kurczaka
- 14 uncji małży w puszkach
- 2 szklanki śmietany do ubijania
- 1 szklanka posiekanej cebuli
- 13 plastrów boczku, posiekanych

Wskazówki:

1. Patelnię rozgrzać na średnim ogniu, dodać plastry bekonu, zrumienić i przełożyć do miski.
2. Rozgrzej tę samą patelnię na średnim ogniu, dodaj seler i cebulę, wymieszaj i gotuj przez 5 minut.

3. Przełóż wszystko do Crockpot, dodaj także bekon, małże, sól, pieprz, bulion, tymianek i bitą śmietanę, wymieszaj i gotuj na wysokim poziomie przez 2 godziny.

4. Podziel na miski i podawaj.

Cieszyć się!

Odżywianie:kalorie 420, tłuszcz 22, błonnik 0, węglowodany 5, białko 25

Pyszna Flądra I Krewetka

Właśnie dostałeś okazję poznać niesamowity przepis na keto!

Czas przygotowania: 10 minut

Czas gotowania: 20 minut

Porcje: 4

Składniki:

Do przypraw:

- 2 łyżeczki cebuli w proszku
- 2 łyżeczki suszonego tymianku
- 2 łyżeczki słodkiej papryki
- 2 łyżeczki proszku czosnkowego
- Sól i pieprz do smaku
- ½ łyżeczki ziela angielskiego, mielonego
- 1 łyżeczka suszonego oregano
- Szczypta pieprzu cayenne
- ¼ łyżeczki mielonej gałki muszkatołowej
- ¼ łyżeczki goździków
- Szczypta cynamonu

Dla etouffee:

- 2 szalotki, posiekane

- 1 łyżka ghee
- 8 uncji bekonu, pokrojonego w plastry
- 1 zielona papryka, posiekana
- 1 posiekany seler naciowy
- 2 łyżki mąki kokosowej
- 1 pomidor, posiekany
- 4 ząbki czosnku, posiekane
- 8 uncji krewetek, obranych, pozbawionych żyłki i posiekanych
- 2 szklanki bulionu z kurczaka
- 1 łyżka mleka kokosowego
- Garść natki pietruszki, posiekanej
- 1 łyżeczka sosu Tabasco
- Sól i pieprz do smaku

Dla flądry:

- 4 filety z flądry
- 2 łyżki ghee

Wskazówki:

1. W misce wymieszaj paprykę z tymiankiem, czosnkiem i cebulą w proszku, solą, pieprzem, oregano, zielem angielskim, pieprzem cayenne, goździkami, gałką muszkatołową i cynamonem i wymieszaj.

2. Zachowaj 2 łyżki tej mieszanki, natrzyj flądrę resztą i odstaw na bok.

3. Patelnię rozgrzewamy na średnim ogniu, dodajemy boczek, mieszamy i gotujemy 6 minut.

4. Dodać seler, paprykę, szalotki i 1 łyżkę ghee, wymieszać i gotować przez 4 minuty.

5. Dodaj pomidor i czosnek, wymieszaj i gotuj przez 4 minuty.

6. Dodaj mąkę kokosową i zarezerwowaną przyprawę, wymieszaj i gotuj jeszcze przez 2 minuty.

7. Dodaj bulion z kurczaka i zagotuj.

8. W międzyczasie podgrzej patelnię z 2 łyżkami ghee na średnim ogniu, dodaj rybę, gotuj przez 2 minuty, odwróć i pokrój jeszcze przez 2 minuty.

9. Na patelnię z wywarem wrzuć krewetki, zamieszaj i gotuj przez 2 minuty.

10. Dodać pietruszkę, sól, pieprz, mleko kokosowe i sos Tabasco, wymieszać i zdjąć z ognia.

11. Rybę podzielić na talerze, polać sosem krewetkowym i
podawać.

Cieszyć się!

Odżywianie:kalorie 200, tłuszcz 5, błonnik 7, węglowodany 4,
białko 20

Sałatka z krewetek

Podawaj dziś tę świeżą sałatkę na kolację!

Czas przygotowania: 10 minut

Czas gotowania: 10 minut

Porcje: 4

Składniki:

- 2 łyżki oliwy z oliwek
- 1 funt obranych i pozbawionych mięsa krewetek
- Sól i pieprz do smaku
- 2 łyżki soku z limonki
- 3 endywie, liście oddzielone
- 3 łyżki posiekanej natki pietruszki
- 2 łyżeczki posiekanej mięty
- 1 łyżka posiekanego estragonu
- 1 łyżka soku z cytryny
- 2 łyżki majonezu
- 1 łyżeczka skórki z limonki
- ½ szklanki kwaśnej śmietany

Wskazówki:

1. W misce wymieszaj krewetki z solą, pieprzem i oliwą z oliwek, wymieszaj i rozłóż na wyłożonej blasze do pieczenia.
2. Wstaw krewetki do piekarnika w temperaturze 400 stopni F i piecz przez 10 minut.
3. Dodaj sok z limonki, wrzuć je ponownie do pokrycia i na razie odłóż na bok.
4. W misce wymieszaj majonez ze śmietaną, skórką z limonki, sokiem z cytryny, solą, pieprzem, estragonem, miętą i pietruszką i dobrze wymieszaj.
5. Krewetki posiekać, dodać do sosu sałatkowego, obtoczyć, aby wszystko obtoczyć i nałożyć łyżką na liście endywia.
6. Podawaj od razu.

Cieszyć się!

Odżywianie:kalorie 200, tłuszcz 11, błonnik 2, węglowodany 1, białko 13

Pyszne Ostrygi

To wyjątkowe i smakowe danie jest tutaj, aby Ci zaimponować!

Czas przygotowania: 10 minut

Czas gotowania: 0 minut

Porcje: 4

Składniki:

- 12 ostryg bez muszli
- Sok z 1 cytryny
- Sok z 1 pomarańczy
- skórka z 1 pomarańczy
- Sok z 1 limonki
- skórka z 1 limonki
- 2 łyżki ketchupu
- 1 papryczka chili serrano, posiekana
- 1 szklanka soku pomidorowego
- ½ łyżeczki startego imbiru
- ¼ łyżeczki mielonego czosnku
- Sól do smaku
- ¼ szklanki oliwy z oliwek
- ¼ szklanki kolendry, posiekanej

- ¼ szklanki szalotki, posiekanej

Wskazówki:

1. W misce wymieszaj sok z cytryny, sok pomarańczowy, skórkę z pomarańczy, sok i skórkę z limonki, ketchup, papryczkę chili, sok pomidorowy, imbir, czosnek, olej, szalotkę, kolendrę i sól i dobrze wymieszaj.
2. Nałóż to na ostrygi i podawaj.

Cieszyć się!

Odżywianie:kalorie 100, tłuszcz 1, błonnik 0, węglowodany 2, białko 5

Niesamowite Roladki z Łososia

To azjatyckie danie jest po prostu pyszne!

Czas przygotowania: 10 minut

Czas gotowania: 0 minut

Porcje: 12

Składniki:

- 2 nasiona nori
- 1 małe awokado, bez pestek, obrane i drobno posiekane
- 6 uncji wędzonego łososia. Pokrojony
- 4 uncje serka śmietankowego
- 1 ogórek, pokrojony
- 1 łyżeczka pasty wasabi
- Wybrany imbir do podania

Wskazówki:

1. Połóż arkusze nori na macie do sushi.
2. Podzielić na nich plastry łososia, a także plastry awokado i ogórka.
3. W misce wymieszaj serek śmietankowy z pastą wasabi i dobrze wymieszaj.

4. Rozłóż to na plasterkach ogórka, zwiń arkusze nori, dobrze dociśnij, pokrój na 6 kawałków i podawaj z marynowanym imbirem.

Cieszyć się!

Odżywianie:kalorie 80, tłuszcz 6, błonnik 1, węglowodany 2, białko 4

Szaszłyki z Łososia

Są łatwe do wykonania i bardzo zdrowe!

Czas przygotowania: 10 minut

Czas gotowania: 8 minut

Porcje: 4

Składniki:

- 12 uncji fileta z łososia, pokrojonego w kostkę
- 1 czerwona cebula, pokrojona na kawałki
- ½ czerwonej papryki pokrojonej w kawałki
- ½ zielonej papryki pokrojonej w kawałki
- ½ pomarańczowej papryki pokrojonej w kawałki
- Sok z 1 cytryny
- Sól i pieprz do smaku
- mżawka oliwy z oliwek

Wskazówki:

1. Nawleczone szpikulce z cebulą, czerwoną, zieloną i pomarańczową papryką oraz kostkami łososia.
2. Dopraw je solą i pieprzem, skrop olejem i sokiem z cytryny i umieść na rozgrzanym grillu na średnim ogniu.

3. Gotuj przez 4 minuty z każdej strony, podziel na talerze i podawaj.

Cieszyć się!

Odżywianie:kalorie 150, tłuszcz 3, błonnik 6, węglowodany 3, białko 8

Krewetki z grilla

To jest perfekcyjne! Po prostu sprawdź to!

Czas przygotowania: 20 minut

Czas gotowania: 10 minut

Porcje: 4

Składniki:

- 1 funt obranych i pozbawionych mięsa krewetek
- 1 łyżka soku z cytryny
- 1 ząbek czosnku, posiekany
- ½ szklanki liści bazylii
- 1 łyżka orzeszków piniowych, prażonych
- 2 łyżki parmezanu, startego
- 2 łyżki oliwy z oliwek
- Sól i pieprz do smaku

Wskazówki:

1. W robocie kuchennym wymieszaj parmezan z bazylią, czosnkiem, orzeszkami pinii, olejem, solą, pieprzem i sokiem z cytryny i dobrze wymieszaj.
2. Przełóż do miski, dodaj krewetki, wymieszaj i odstaw na 20 minut.

3. Nawlecz szaszłyki z marynowanymi krewetkami, połóż je na rozgrzanym grillu na średnim ogniu, gotuj 3 minuty, odwróć i gotuj jeszcze 3 minuty.
4. Ułóż na talerzach i podawaj.

Cieszyć się!

Odżywianie:kalorie 185, tłuszcz 11, błonnik 0, węglowodany 2, białko 13

Sałatka z kalmarami

To doskonały wybór na letni dzień!

Czas przygotowania: 30 minut

Czas gotowania: 4 minuty

Porcje: 4

Składniki:

- 2 długie czerwone chilli, posiekane
- 2 małe czerwone chilli, posiekane
- 2 ząbki czosnku, posiekane
- 3 zielone cebule, posiekane
- 1 łyżka octu balsamicznego
- Sól i pieprz do smaku
- Sok z 1 cytryny
- 6 funtów kapturów kalmarów, zarezerwowane macki
- 3,5 uncji oliwy z oliwek
- 3 uncje rukoli do podania

Wskazówki:

1. W misce wymieszaj długie czerwone papryczki chili z małymi czerwonymi papryczkami chili, zieloną

cebulką, octem, połową oliwy, czosnkiem, solą, pieprzem i sokiem z cytryny i dobrze wymieszaj.

2. Włożyć kalmary i macki do miski, doprawić solą i pieprzem, skropić resztą oleju, obtoczyć i położyć na rozgrzanym grillu na średnim ogniu.

3. Smaż przez 2 minuty z każdej strony i przełóż do przygotowanej marynaty chili.

4. Wyrzucić do okrycia i odstawić na 30 minut.

5. Ułóż rukolę na talerzach, na wierzch z kalmarami i marynatą i podawaj.

Cieszyć się!

Odżywianie:kalorie 200, tłuszcz 4, błonnik 2, węglowodany 2, białko 7

Sałatka Z Dorsza

Zawsze warto spróbować czegoś nowego!

Czas przygotowania: 2 godziny i 10 minut

Czas gotowania: 20 minut

Porcje: 8

Składniki:

- 2 szklanki papryczek pimiento w słoikach, posiekanych
- 2 funty solonego dorsza
- 1 szklanka posiekanej natki pietruszki
- 1 szklanka oliwek kalamata, bez pestek i posiekanych
- 6 łyżek kaparów
- ¾ szklanka oliwy z oliwek
- Sól i pieprz do smaku
- Sok z 2 cytryn
- 4 ząbki czosnku, posiekane
- 2 żeberka z selera, posiekane
- ½ łyżeczki płatków czerwonego chili
- 1 główka escarole, liście oddzielone

Wskazówki:

1. Dorsza włożyć do garnka, zalać wodą pod przykryciem, zagotować na średnim ogniu, gotować 20 minut, odcedzić i pokroić na średnie kawałki.
2. Dorsza włożyć do salaterki, dodać paprykę, pietruszkę, oliwki, kapary, seler, czosnek, sok z cytryny, sól, pieprz, oliwę z oliwek i płatki chili i wymieszać.
3. Na półmisku ułożyć liście escaroli, dodać sałatkę z dorsza i podawać.

Cieszyć się!

Odżywianie:kalorie 240, tłuszcz 4, błonnik 2, węglowodany 6, białko 9

Sałatka z Sardynkami

To bogata i pożywna sałatka zimowa, którą musisz wkrótce

spróbować!

Czas przygotowania: 10 minut

Czas gotowania: 0 minut

Porcje: 1

Składniki:

- 5 uncji konserwowych sardynek w oleju
- 1 łyżka soku z cytryny
- 1 mały ogórek, posiekany
- ½ łyżki musztardy
- Sól i pieprz do smaku

Wskazówki:

1. Sardynki odcedzić, przełożyć do miski i rozgnieść widelcem.
2. Dodać sól, pieprz, ogórek, sok z cytryny i musztardę, dobrze wymieszać i podawać na zimno.

Cieszyć się!

Odżywianie:kalorie 200, tłuszcz 20, błonnik 1, węglowodany 0, białko 20

Włoskie małże przysmak

To wyjątkowa włoska rozkosz! Zaserwuj to niesamowite danie swojej rodzinie!

Czas przygotowania: 10 minut

Czas gotowania: 10 minut

Porcje: 6

Składniki:

- ½ szklanki ghee
- 36 małży, wyszorowanych
- 1 łyżeczka pokruszonych płatków czerwonej papryki
- 1 łyżeczka posiekanej natki pietruszki
- 5 ząbków czosnku, posiekanych
- 1 łyżka suszonego oregano
- 2 szklanki białego wina

Wskazówki:

1. Patelnię z ghee rozgrzać na średnim ogniu, dodać czosnek, wymieszać i gotować przez 1 minutę.
2. Dodać natkę pietruszki, oregano, wino i płatki pieprzu i dobrze wymieszać.

3. Dodać małże, wymieszać, przykryć i gotować przez 10 minut.
4. Wyrzuć nieotwarte małże, małże chochla i ich mieszankę do misek i podawaj.

Cieszyć się!

Odżywianie:kalorie 224, tłuszcz 15, błonnik 2, węglowodany 3, białko 4

Łosoś w pomarańczowej glazurze

Musisz spróbować wkrótce! To pyszny przepis na keto rybę!

Czas przygotowania: 10 minut

Czas gotowania: 10 minut

Porcje: 2

Składniki:

- 2 cytryny, pokrojone w plastry
- 1 funt dzikiego łososia, bez skóry i pokrojony w kostkę
- ¼ szklanki octu balsamicznego
- ¼ szklanki soku z czerwonej pomarańczy
- 1 łyżeczka oleju kokosowego
- 1/3 szklanki marmolady pomarańczowej, bez dodatku cukru

Wskazówki:

1. Garnek rozgrzać na średnim ogniu, dodać ocet, sok pomarańczowy i marmoladę, dobrze wymieszać, gotować przez 1 minutę, zmniejszyć temperaturę, gotować do lekkiego zgęstnienia i zdjąć z ognia.
2. Ułóż plastry łososia i cytryny na szaszłykach i posmaruj je z jednej strony pomarańczową glazurą.

145

3. Posmaruj grill kuchenny olejem kokosowym i rozgrzej na średnim ogniu.

4. Ułóż kebaby z łososia na grillu szkliwioną stroną do dołu i gotuj przez 4 minuty.

5. Odwróć kebaby, posmaruj je resztą pomarańczowej glazury i gotuj jeszcze 4 minuty.

6. Podawaj od razu.

Cieszyć się!

Odżywianie:kalorie 160, tłuszcz 3, błonnik 2, węglowodany 1, białko 8

Pyszny sos z tuńczyka i chimichurri

Kto nie pokochałby tego dania z keto?

Czas przygotowania: 10 minut

Czas gotowania: 5 minut

Porcje: 4

Składniki:

- ½ szklanki posiekanej kolendry
- 1/3 szklanki oliwy z oliwek
- 2 łyżki oliwy z oliwek
- 1 mała czerwona cebula, posiekana
- 3 łyżki octu balsamicznego
- 2 łyżki posiekanej natki pietruszki
- 2 łyżki bazylii, posiekanej
- 1 papryczka jalapeno, posiekana
- 1 funtowy stek z tuńczyka sushi
- Sól i pieprz do smaku
- 1 łyżeczka płatków czerwonej papryki
- 1 łyżeczka posiekanego tymianku
- Szczypta pieprzu cayenne
- 3 ząbki czosnku, posiekane

- 2 awokado, bez pestek, obrane i pokrojone w plastry
- 6 uncji rukoli dla dzieci

Wskazówki:

1. W misce wymieszaj 1/3 szklanki oleju z jalapeno, octem, cebulą, kolendrą, bazylią, czosnkiem, pietruszką, płatkami pieprzu, tymiankiem, pieprzem cayenne, solą i pieprzem, dobrze wymieszaj i odstaw na razie.
2. Patelnię z resztą oleju rozgrzać na średnim ogniu, dodać tuńczyka, doprawić solą i pieprzem, smażyć po 2 minuty z każdej strony, przełożyć na deskę do krojenia, odstawić do ostygnięcia i pokroić.
3. Wymieszaj rukolę z połową przygotowanej mieszanki chimichurri i wymieszaj.
4. Rukolę podzielić na talerze, położyć plastrami tuńczyka, skropić resztą sosu chimichurri i podawać z plastrami awokado.

Cieszyć się!

Odżywianie:kalorie 186, tłuszcz 3, błonnik 1, węglowodany 4, białko 20

Ukąszenia Łososia I Sos Chili

To niesamowite i super smaczne połączenie!

Czas przygotowania: 10 minut

Czas gotowania: 15 minut

Porcje: 6

Składniki:

- 1 i ¼ szklanki kokosa, suszonego i niesłodzonego
- 1 funt łososia pokrojonego w kostkę
- 1 jajko
- Sól i czarny pieprz
- 1 łyżka wody
- 1/3 szklanki mąki kokosowej
- 3 łyżki oleju kokosowego

Na sos:

- ¼ łyżeczki agaru
- 3 ząbki czosnku, posiekane
- ¾ szklanka wody
- 4 czerwone tajskie chili, posiekane
- ¼ szklanki octu balsamicznego
- ½ szklanki stewii

- Szczypta soli

Wskazówki:
1. W misce wymieszaj mąkę z solą i pieprzem i wymieszaj.
2. W innej misce ubij jajko i 1 łyżkę wody.
3. Włóż kokos do trzeciej miski.
4. Kostki łososia maczamy w mące, jajku, a następnie w kokosie i układamy na talerzu.
5. Patelnię z olejem kokosowym rozgrzać na średnim ogniu, dodać kęsy łososia, smażyć po 3 minuty z każdej strony i przełożyć na ręczniki papierowe.
6. Patelnię z szklanki wody podgrzej na dużym ogniu, posyp agarem i zagotuj.
7. Gotuj przez 3 minuty i zdejmij ogień.
8. W blenderze wymieszaj czosnek z chilli, octem, stewią i szczyptą soli i dobrze zmiksuj.
9. Przełóż to na mały rondel i podgrzej na średnim ogniu.
10. Wymieszaj, dodaj mieszankę agarową i gotuj przez 3 minuty.
11. Podawaj kęsy łososia z sosem chili.

Cieszyć się!

Odżywianie:kalorie 50, tłuszcz 2, błonnik 0, węglowodany 4, białko 2

Małże irlandzkie

To doskonały pomysł na Twój obiad!

Czas przygotowania: 10 minut

Czas gotowania: 10 minut

Porcje: 4

Składniki:

- 2 funty małży, wyszorowanych
- 3 uncje pancetty
- 1 łyżka oliwy z oliwek
- 3 łyżki ghee
- 2 ząbki czosnku, posiekane
- 1 butelka cydru w parze
- Sól i pieprz do smaku
- Sok z ½ cytryny
- 1 małe zielone jabłko, posiekane
- 2 gałązki tymianku, posiekane

Wskazówki:

1. Patelnię z olejem rozgrzać na średnim ogniu, dodać pancettę, przyrumienić przez 3 minuty i obniżyć temperaturę do średniej.

2. Dodać ghee, czosnek, sól, pieprz i szalotkę, wymieszać i gotować przez 3 minuty.
3. Ponownie zwiększ ogień, dodaj cydr, dobrze wymieszaj i gotuj przez 1 minutę.
4. Dodaj małże i tymianek, przykryj patelnię i gotuj przez 5 minut.
5. Odrzuć nieotwarte małże, dodaj sok z cytryny i kawałki jabłek, wymieszaj i podziel do misek.
6. Podawać na gorąco.

Cieszyć się!

Odżywianie:kalorie 100, tłuszcz 2, błonnik 1, węglowodany 1, białko 20

Smażone Przegrzebki I Pieczone Winogrona

Wyjątkowa okazja wymaga specjalnego dania! Wypróbuj te przegrzebki keto!

Czas przygotowania: 5 minut

Czas gotowania: 10 minut

Porcje: 4

Składniki:

- 1 funt przegrzebków
- 3 łyżki oliwy z oliwek
- 1 szalotka, posiekana
- 3 ząbki czosnku, posiekane
- 2 szklanki szpinaku
- 1 szklanka bulionu z kurczaka
- 1 główka sałaty romanesco
- 1 i ½ szklanki czerwonych winogron, pokrojonych na połówki
- ¼ szklanki orzechów włoskich, prażonych i posiekanych
- 1 łyżka ghee

- Sól i pieprz do smaku

Wskazówki:

1. Włóż romanesco do robota kuchennego, zmiksuj i przełóż do miski.
2. Patelnię z 2 łyżkami oleju rozgrzać na średnim ogniu, dodać szalotkę i czosnek, wymieszać i smażyć 1 minutę.
3. Dodaj romanesco, szpinak i 1 szklankę bulionu, wymieszaj, gotuj przez 3 minuty, zmiksuj blenderem zanurzeniowym i zdejmij ogień.
4. Podgrzej kolejną patelnię z 1 łyżką oleju i ghee na średnim ogniu, dodaj przegrzebki, dopraw solą i pieprzem, smaż przez 2 minuty, odwróć i obsmaż jeszcze 1 minutę.
5. Rozłóż mieszankę romanesco na talerze, dodaj przegrzebki z boku, na wierzch z orzechami włoskimi i winogronami i podawaj.

Cieszyć się!

Odżywianie:kalorie 300, tłuszcz 12, błonnik 2, węglowodany 6, białko 20

Ostrygi i Pico de Gallo

Jest aromatyczny i bardzo pyszny!

Czas przygotowania: 10 minut

Czas gotowania: 10 minut

Porcje: 6

Składniki:

- 18 ostryg, wyszorowanych
- Garść posiekanej kolendry
- 2 pomidory, posiekane
- 1 papryczka jalapeno, posiekana
- ¼ szklanki czerwonej cebuli, drobno posiekanej
- Sól i pieprz do smaku
- ½ szklanki sera Monterey Jack, posiekanego
- 2 limonki, pokrojone w łódeczki
- Sok z 1 limonki

Wskazówki:

1. W misce wymieszaj cebulę z jalapeno, kolendrą, pomidorami, solą, pieprzem i sokiem z limonki i dobrze wymieszaj.

2. Umieść ostrygi na rozgrzanym grillu na średnim ogniu, przykryj grill i gotuj przez 7 minut, aż się otworzą.
3. Otwarte ostrygi przenieść do naczynia żaroodpornego i wyrzucić nieotwarte.
4. Pokryj ostrygi serem i włóż do nagrzanego brojlera na 1 minutę.
5. Ułóż ostrygi na półmisku, posyp każdą przygotowaną wcześniej mieszanką pomidorów i podawaj z ćwiartkami limonki.

Cieszyć się!

Odżywianie:kalorie 70, tłuszcz 2, błonnik 0, węglowodany 1, białko 1

Grillowane Kalmary I Smaczne Guacamole

Kałamarnica idealnie łączy się z pysznym guacamole!

Czas przygotowania: 10 minut

Czas gotowania: 10 minut

Porcje: 2

Składniki:

- 2 średnie kalmary, oddzielone macki i rurki nacięte wzdłuż
- mżawka oliwy z oliwek
- Sok z 1 limonki
- Sól i pieprz do smaku

Dla guacamole:

- 2 awokado, bez pestek, obrane i posiekane
- Kilka gałązek kolendry, posiekanych
- 2 czerwone chilli, posiekane
- 1 pomidor, posiekany
- 1 czerwona cebula, posiekana
- Sok z 2 limonek

Wskazówki:

1. Dopraw kalmary i macki kałamarnic solą, pieprzem, skrop oliwą i dobrze wmasuj.
2. Umieść na rozgrzanym grillu na średnim ogniu stroną do dołu i gotuj przez 2 minuty.
3. Odwróć i gotuj jeszcze przez 2 minuty i przełóż do miski.
4. Dodaj sok z 1 limonki, wymieszaj i trzymaj w cieple.
5. Włóż awokado do miski i rozgnieć widelcem.
6. Dodaj kolendrę, chilli, pomidor, cebulę i sok z 2 limonek i wszystko dobrze wymieszaj.
7. Połóż kalmary na talerzach, posyp guacamole i podawaj.

Cieszyć się!

Odżywianie:kalorie 500, tłuszcz 43, błonnik 6, węglowodany 7, białko 20

Krewetki I Kalafior Rozkosz

Dobrze wygląda i smakuje niesamowicie!

Czas przygotowania: 10 minut

Czas gotowania: 15 minut

Porcje: 2

Składniki:

- 1 łyżka ghee
- 1 główka kalafiora, różyczki oddzielone
- 1 funt obranych i pozbawionych mięsa krewetek
- ¼ szklanki mleka kokosowego
- 8 uncji grzybów, grubo posiekanych
- Szczypta płatków czerwonej papryki
- Sól i pieprz do smaku
- 2 ząbki czosnku, posiekane
- 4 plastry boczku
- ½ szklanki bulionu wołowego
- 1 łyżka natki pietruszki, drobno posiekanej
- 1 łyżka posiekanego szczypiorku

Wskazówki:

1. Patelnię rozgrzać na średnim ogniu, dodać boczek, smażyć do uzyskania chrupkości, przełożyć na ręczniki papierowe i odstawić.

2. Rozgrzej kolejną patelnię z 1 łyżką tłuszczu z bekonu na średnim ogniu, dodaj krewetki, smaż po 2 minuty z każdej strony i przełóż do miski.

3. Patelnię ponownie rozgrzać na średnim ogniu, dodać pieczarki, wymieszać i gotować 3-4 minuty.

4. Dodać czosnek, płatki pieprzu, wymieszać i gotować przez 1 minutę.

5. Dodaj bulion wołowy, sól, pieprz i również zwróć krewetki na patelnię.

6. Mieszaj, gotuj, aż wszystko trochę zgęstnieje, zdejmij ogień i trzymaj w cieple.

7. W międzyczasie włóż kalafior do robota kuchennego i zmiel go.

8. Umieść to na rozgrzanej patelni na średnim ogniu, wymieszaj i gotuj przez 5 minut.

9. Dodaj ghee i masło, wymieszaj i zmiksuj blenderem zanurzeniowym.

10. Dodaj sól i pieprz do smaku, wymieszaj i podziel do miseczek.

11. Udekoruj mieszanką krewetek i podawaj z posypaną pietruszką i szczypiorkiem.

Cieszyć się!

Odżywianie:kalorie 245, tłuszcz 7, błonnik 4, węglowodany 6, białko 20

Łosoś Faszerowany Krewetkami

Wkrótce stanie się jednym z twoich ulubionych przepisów na keto!

Czas przygotowania: 10 minut

Czas gotowania: 25 minut

Porcje: 2

Składniki:

- 2 filety z łososia
- mżawka oliwy z oliwek
- 5 uncji krewetek tygrysich, obranych, pozbawionych żyłki i posiekanych
- 6 pieczarek, posiekanych
- 3 zielone cebule, posiekane
- 2 szklanki szpinaku
- ¼ szklanki orzechów makadamia, prażonych i posiekanych
- Sól i pieprz do smaku
- szczypta gałki muszkatołowej
- ¼ szklanki majonezu

Wskazówki:

1. Patelnię z oliwą rozgrzać na średnim ogniu, dodać pieczarki, cebulę, sól i pieprz, wymieszać i smażyć 4 minuty.
2. Dodaj orzechy makadamia, wymieszaj i gotuj przez 2 minuty.
3. Dodaj szpinak, wymieszaj i gotuj przez 1 minutę.
4. Dodaj krewetki, wymieszaj i gotuj przez 1 minutę.
5. Zdejmij ogień, odstaw na kilka minut, dodaj majonez i gałkę muszkatołową i dobrze wymieszaj.
6. Na każdym filecie z łososia wykonać wzdłużne nacięcie, posypać solą i pieprzem, podzielić mieszankę szpinaku i krewetek na nacięcia i położyć na blacie.
7. Patelnię rozgrzać na średnim ogniu skropić oliwą, włożyć faszerowanego łososia skórą do dołu, smażyć 1 minutę, zmniejszyć temperaturę, przykryć patelnię i smażyć 8 minut.
8. Podsmaż przez 3 minuty, podziel na talerze i podawaj.

Cieszyć się!

Odżywianie:kalorie 430, tłuszcz 30, błonnik 3, węglowodany 7, białko 50

Łosoś Glazurowany Musztardą

To jedno z naszych ulubionych dań z keto łososia! Poczujesz to samo!

Czas przygotowania: 10 minut

Czas gotowania: 20 minut

Porcje: 1

Składniki:

- 1 duży filet z łososia
- Sól i pieprz do smaku
- 2 łyżki musztardy
- 1 łyżka oleju kokosowego
- 1 łyżka ekstraktu z klonu

Wskazówki:

1. W misce wymieszaj ekstrakt klonowy z musztardą i dobrze wymieszaj.
2. Dopraw łososia solą i pieprzem i posmaruj łososia połową musztardy
3. Rozgrzej patelnię z oliwą na średnim ogniu, ułóż mięso łososia do dołu i smaż przez 5 minut.

4. Łososia posmarować resztą masy musztardowej, przełożyć do formy do pieczenia, wstawić do piekarnika o temperaturze 425 st. C i piec przez 15 minut.

5. Podawać ze smaczną sałatką boczną.

Cieszyć się!

Odżywianie:kalorie 240, tłuszcz 7, błonnik 1, węglowodany 5, białko 23

Niesamowite danie z łososia

Będziesz to robić w kółko!

Czas przygotowania: 10 minut

Czas gotowania: 15 minut

Porcje: 4

Składniki:

- 3 szklanki lodowatej wody
- 2 łyżeczki sosu sriracha
- 4 łyżeczki stewii
- 3 szalotki, posiekane
- Sól i pieprz do smaku
- 2 łyżeczki oleju lnianego
- 4 łyżeczki octu jabłkowego
- 3 łyżeczki oleju z awokado
- 4 średnie filety z łososia
- 4 filiżanki rukoli dla dzieci
- 2 szklanki drobno posiekanej kapusty
- 1 i ½ łyżeczki jamajskiej przyprawy do szarpnięć
- ¼ szklanki pepitek, opiekanych
- 2 szklanki rzodkiewki arbuzowej, julienned

Wskazówki:

1. Wlej lodowatą wodę do miski, dodaj szalotki i odstaw na bok.

2. W innej misce wymieszaj sos sriracha ze stewią i dobrze wymieszaj.

3. Przełóż 2 łyżeczki tej mieszanki do miski i wymieszaj z połową oleju z awokado, oleju lnianego, octu, soli i pieprzu i dobrze wymieszaj.

4. Łososia posyp przyprawą do szarlotki, natrzyj mieszanką sriracha i stewią i dopraw solą i pieprzem.

5. Rozgrzej patelnię z resztą oleju z awokado na średnim ogniu, dodaj łososia, miąższem do dołu, smaż przez 4 minuty, odwróć i smaż jeszcze przez 4 minuty i podziel na talerze.

6. W misce wymieszaj rzodkiewki z kapustą i rukolą.

7. Dodaj sól, pieprz, sriracha i ocet i dobrze wymieszaj.

8. Dodaj to obok filetów z łososia, skrop pozostałym sosem sriracha i stewią i posyp pepitami i odsączoną szalotką.

Cieszyć się!

Odżywianie:kalorie 160, tłuszcz 6, błonnik 1, węglowodany 1, białko 12

Przegrzebki I Sos Koperkowy

Zawiera dużo zdrowych pierwiastków i jest łatwy do wykonania!

Wypróbuj, jeśli jesteś na diecie ketonowej!

Czas przygotowania: 10 minut

Czas gotowania: 10 minut

Porcje: 2

Składniki:

- 6 przegrzebków
- 1 koper włoski, przycięty, liście posiekane i cebulki pokrojone w kliny
- Sok z ½ limonki
- 1 limonka, pokrojona w łódeczki
- skórka z 1 limonki
- 1 żółtko
- 3 łyżki ghee, roztopione i podgrzane
- ½ łyżki oliwy z oliwek
- Sól i pieprz do smaku

Wskazówki:

1. Przegrzebki doprawić solą i pieprzem, włożyć do miski i wymieszać z połową soku z limonki i połową skórki, po czym wymieszać.

2. W misce wymieszaj żółtko z solą i pieprzem, resztą soku z limonki i skórką z limonki i dobrze wymieszaj.

3. Dodaj roztopione ghee i bardzo dobrze wymieszaj.

4. Dodaj również liście kopru włoskiego i wymieszaj.

5. Posmaruj ćwiartki kopru olejem, umieść na rozgrzanym grillu na średnim ogniu, smaż przez 2 minuty, odwróć i smaż jeszcze przez 2 minuty.

6. Dodaj przegrzebki na grillu, smaż przez 2 minuty, odwróć i smaż jeszcze przez 2 minuty.

7. Rozłóż koper i przegrzebki na talerzach, skrop koperkiem i mieszanką ghee i podawaj z ćwiartkami limonki z boku.

Cieszyć się!

Odżywianie:kalorie 400, tłuszcz 24, błonnik 4, węglowodany 12, białko 25

Przysmak z łososia i cytryny

Ciesz się wolno gotowanym łososiem i pysznym smakiem!

Czas przygotowania: 10 minut

Czas gotowania: 1 godzina

Porcje: 2

Składniki:

- 2 średnie filety z łososia
- Sól i pieprz do smaku
- mżawka oliwy z oliwek
- 1 szalotka, posiekana
- 1 łyżka soku z cytryny
- 1 duża cytryna
- ¼ szklanki oliwy z oliwek
- 2 łyżki natki pietruszki, drobno posiekanej

Wskazówki:

1. Filety z łososia posmaruj oliwą z oliwek, posyp solą i pieprzem, ułóż na blasze wyłożonej do pieczenia, wstaw do piekarnika o temperaturze 400 st. C i piecz 1 godzinę.

2. W międzyczasie wrzuć szalotkę do miski, dodaj 1 łyżkę soku z cytryny, sól i pieprz, wymieszaj i odstaw na 10 minut.

3. Całą cytrynę pokrój w ósemki, a następnie bardzo cienko.

4. Dodaj to do szalotki, dodaj również pietruszkę i ¼ szklanki oliwy z oliwek i wszystko wymieszaj.

5. Wyjmij łososia z piekarnika, połam na średnie kawałki i podawaj z dodatkiem cytryny.

Cieszyć się!

Odżywianie:kalorie 200, tłuszcz 10, błonnik 1, węglowodany 5, białko 20

Zupa Z Małży

O mój Boże! To jest takie dobre!

Czas przygotowania: 10 minut

Czas gotowania: 15 minut

Porcje: 6

Składniki:

- 2 funty małży
- 28 uncji pomidorów w puszkach, pokruszonych
- 28 uncji pomidorów z puszki, posiekanych
- 2 szklanki bulionu z kurczaka
- 1 łyżeczka pokruszonych płatków czerwonej papryki
- 3 ząbki czosnku, posiekane
- 1 garść posiekanej natki pietruszki
- 1 żółta cebula, posiekana
- Sól i pieprz do smaku
- 1 łyżka oliwy z oliwek

Wskazówki:

1. Rozgrzej holenderski piekarnik z olejem na średnim ogniu, dodaj cebulę, wymieszaj i smaż przez 3 minuty.

2. Dodać płatki czosnku i czerwonej papryki, wymieszać i gotować przez 1 minutę.
3. Dodaj zmiażdżone i pokrojone pomidory i wymieszaj.
4. Dodaj bulion drobiowy, sól i pieprz, wymieszaj i zagotuj.
5. Dodać opłukane małże, sól i pieprz, smażyć do otwarcia, nieotwarte wyrzucić i wymieszać z natką pietruszki.
6. Wymieszaj, podziel na miski i podawaj.

Cieszyć się!

Odżywianie:kalorie 250, tłuszcz 3, błonnik 3, węglowodany 2, białko 8

Salsa z Miecznika I Mango

Salsa z mango jest boska! Po prostu podawaj z miecznikiem!

Czas przygotowania: 10 minut

Czas gotowania: 6 minut

Porcje: 2

Składniki:

- 2 średnie steki z miecznika
- Sól i pieprz do smaku
- 2 łyżeczki oleju z awokado
- 1 łyżka posiekanej kolendry
- 1 mango, posiekane
- 1 awokado, bez pestek, obrane i posiekane
- szczypta kminku
- szczypta cebuli w proszku
- szczypta proszku czosnkowego
- 1 pomarańcza, obrana i pokrojona w plastry
- ½ octu balsamicznego

Wskazówki:

1. Steki rybne doprawić solą, pieprzem, czosnkiem w proszku, cebulą w proszku i kminkiem.

174

2. Patelnię z połową oleju rozgrzać na średnim ogniu, dodać steki rybne i smażyć po 3 minuty z każdej strony.
3. W międzyczasie w misce wymieszaj awokado z mango, kolendrą, octem balsamicznym, solą, pieprzem i resztą oleju i dobrze wymieszaj.
4. Rybę podzielić na talerze, położyć salsą z mango i podawać z plastrami pomarańczy.

Cieszyć się!

Odżywianie:kalorie 160, tłuszcz 3, błonnik 2, węglowodany 4, białko 8

Smaczna Miska Sushi

To smaczny przepis pełen wspaniałych składników!

Czas przygotowania: 10 minut

Czas gotowania: 7 minut

Porcje: 4

Składniki:

- 1 stek z tuńczyka ahi
- 2 łyżki oleju kokosowego
- 1 główka kalafiora, różyczki oddzielone
- 2 łyżki posiekanej zielonej cebuli
- 1 awokado, bez pestek, obrane i posiekane
- 1 ogórek, starty
- 1 arkusz nori, rozdarty
- Kiełki goździków

Do sosu sałatkowego:

- 1 łyżka oleju sezamowego
- 2 łyżki aminokwasów kokosowych
- 1 łyżka octu jabłkowego
- Szczypta soli
- 1 łyżeczka stewii

Wskazówki:

1. Włóż różyczki kalafiora do robota kuchennego i miksuj, aż uzyskasz kalafiorowy „ryż".
2. Do garnka wlać trochę wody, do środka włożyć koszyk do gotowania na parze, dodać ryż kalafiorowy, zagotować na średnim ogniu, przykryć, gotować na parze kilka minut, odcedzić i przełożyć „ryż" do miski.
3. Patelnię z olejem kokosowym rozgrzać na średnim ogniu, dodać tuńczyka, smażyć 1 minutę z każdej strony i przełożyć na deskę do krojenia.
4. Ryż kalafiorowy podzielić na miski, na wierzch ułożyć kawałki nori, kiełki goździków, ogórek, zieloną cebulkę i awokado.
5. W misce wymieszaj olej sezamowy z octem, aminokwasami kokosowymi, solą i stewią i dobrze wymieszaj.
6. Skrop to ryżem kalafiorowym i mieszanymi warzywami, posyp kawałkami tuńczyka i podawaj.

Cieszyć się!

Odżywianie:kalorie 300, tłuszcz 12, błonnik 6, węglowodany 6, białko 15

Smaczny Miecznik z Grilla

Nie musisz być doświadczonym kucharzem, aby przygotować to smaczne danie z keto!

Czas przygotowania: 3 godziny i 10 minut

Czas gotowania: 10 minut

Porcje: 4

Składniki:

- 1 łyżka posiekanej natki pietruszki
- 1 cytryna, pokrojona w ósemki
- 4 steki z miecznika
- 3 ząbki czosnku, posiekane
- 1/3 szklanki bulionu z kurczaka
- 3 łyżki oliwy z oliwek
- ¼ szklanki soku z cytryny
- Sól i pieprz do smaku
- ½ łyżeczki suszonego rozmarynu
- ½ łyżeczki szałwii suszonej
- ½ łyżeczki majeranku suszonego

Wskazówki:

1. W misce wymieszać bulion drobiowy z czosnkiem, sokiem z cytryny, oliwą z oliwek, solą, pieprzem,

szałwią, majerankiem i rozmarynem i dobrze
wymieszać.

2. Dodaj steki z miecznika, wymieszaj i trzymaj w
lodówce przez 3 godziny.

3. Ułóż marynowane steki rybne na rozgrzanym grillu na
średnim ogniu i gotuj przez 5 minut z każdej strony.

4. Ułóż na talerzach, posyp natką pietruszki i podawaj z
ćwiartkami cytryny.

Cieszyć się!

Odżywianie:kalorie 136, tłuszcz 5, błonnik 0, węglowodany 1,
białko 20

Przepisy na drób ketogeniczny

Pyszne Nuggetsy z Kurczaka

To idealne miejsce na przyjacielski posiłek!

Czas przygotowania: 10 minut

Czas gotowania: 15 minut

Porcje: 2

Składniki:

- ½ szklanki mąki kokosowej
- 1 jajko
- 2 łyżki proszku czosnkowego
- 2 piersi z kurczaka, pokrojone w kostkę
- Sól i pieprz do smaku
- ½ szklanki ghee

Wskazówki:

1. W misce wymieszaj proszek czosnkowy z mąką kokosową, solą i pieprzem i wymieszaj.
2. W innej misce dobrze ubij jajko.
3. Zanurz kostki piersi kurczaka w mieszance jajecznej, następnie w mieszance mąki.
4. Rozgrzej patelnię z ghee na średnim ogniu, wrzuć nuggetsy z kurczaka i gotuj przez 5 minut z każdej strony.

5. Przełóż na ręczniki papierowe, odsącz tłuszcz, a następnie podawaj z pysznym keczupem.

Cieszyć się!

Odżywianie:kalorie 60, tłuszcz 3, błonnik 0,2, węglowodany 3, białko 4

Skrzydełka Kurczaka I Smaczny Chutney Miętowy

Jest tak świeży i pyszny!

Czas przygotowania: 20 minut

Czas gotowania: 25 minut

Porcje: 6

Składniki:

- 18 skrzydełek kurczaka, pokrojonych na połówki
- 1 łyżka kurkumy
- 1 łyżka kminku, mielonego
- 1 łyżka startego imbiru
- 1 łyżka mielonej kolendry
- 1 łyżka papryki
- Szczypta pieprzu cayenne
- Sól i pieprz do smaku
- 2 łyżki oliwy z oliwek

Na sos:

- Sok z ½ limonki
- 1 szklanka listków mięty
- 1 mały kawałek imbiru, posiekany

- ¾ filiżanka kolendry
- 1 łyżka oliwy z oliwek
- 1 łyżka wody
- Sól i pieprz do smaku
- 1 papryka serrano

Wskazówki:

1. W misce wymieszaj 1 łyżkę imbiru z kminkiem, kolendrą, papryką, kurkumą, solą, pieprzem, pieprzem cayenne i 2 łyżkami oleju i dobrze wymieszaj.
2. Dodaj kawałki skrzydełek z kurczaka do tej mieszanki, dobrze wymieszaj i trzymaj w lodówce przez 20 minut.
3. Rozgrzej grill na dużym ogniu, dodaj marynowane skrzydełka, gotuj przez 25 minut, od czasu do czasu odwracając je i przełóż do miski.
4. W blenderze wymieszaj miętę z kolendrą, 1 małymi kawałkami imbiru, sokiem z ½ limonki, 1 łyżką oliwy z oliwek, solą, pieprzem, wodą i pieprzem Serrano i bardzo dobrze zmiksuj.
5. Podawaj skrzydełka z kurczaka z tym sosem na boku.

Cieszyć się!

Odżywianie:kalorie 100, tłuszcz 5, błonnik 1, węglowodany 1, białko 9

Pulpety z kurczaka

Pospiesz się i zrób te niesamowite klopsiki już dziś!

Czas przygotowania: 10 minut

Czas gotowania: 15 minut

Porcje: 3

Składniki:

- 1 funt mięsa z kurczaka, mielonego
- Sól i pieprz do smaku
- 2 łyżki sosu ranczo
- ½ szklanki mąki migdałowej
- ¼ szklanki sera cheddar, startego
- 1 łyżka suchej przyprawy ranczo
- ¼ szklanki ostrego sosu + jeszcze trochę do podania
- 1 jajko

Wskazówki:

1. W misce wymieszaj mięso z kurczaka z solą, pieprzem, dressingiem ranczo, mąką, suchą przyprawą ranczo, serem cheddar, ostrym sosem i jajkiem i dobrze wymieszaj.

2. Uformuj 9 klopsików, ułóż je wszystkie na wyłożonej blasze do pieczenia i piecz w temperaturze 500 stopni F przez 15 minut.
3. Podawaj klopsiki z kurczaka z ostrym sosem.

Cieszyć się!

Odżywianie:kalorie 156, tłuszcz 11, błonnik 1, węglowodany 2, białko 12

Smaczne Grillowane Skrzydełka Kurczaka

Zrobisz to w mgnieniu oka i będą smakować cudownie!

Czas przygotowania: 2 godziny i 10 minut

Czas gotowania: 15 minut

Porcje: 5

Składniki:

- 2 funty skrzydeł
- Sok z 1 limonki
- 1 garść posiekanej kolendry
- 2 ząbki czosnku, posiekane
- 1 papryczka jalapeno, posiekana
- 3 łyżki oleju kokosowego
- Sól i pieprz do smaku
- Limonkowe kliny do serwowania
- Dip ranczo do serwowania

Wskazówki:

1. W misce wymieszaj sok z limonki z kolendrą, czosnkiem, jalapeno, olejem kokosowym, solą i pieprzem i dobrze wymieszaj.

2. Dodaj skrzydełka z kurczaka, wymieszaj i trzymaj w lodówce przez 2 godziny.
3. Umieść skrzydełka z kurczaka na rozgrzanym grillu na średnim ogniu i smaż przez 7 minut z każdej strony.
4. Podawaj te niesamowite skrzydełka z kurczaka z ranczo i ćwiartkami limonki z boku.

Cieszyć się!

Odżywianie:kalorie 132, tłuszcz 5, błonnik 1, węglowodany 4, białko 12

Łatwy Pieczony Kurczak

To bardzo prosty przepis na kurczaka keto!

Czas przygotowania: 10 minut

Czas gotowania: 20 minut

Porcje: 4

Składniki:

- 4 paski boczku
- 4 piersi z kurczaka
- 3 zielone cebule, posiekane
- 4 uncje sosu ranczo
- 1 uncja aminokwasów kokosowych
- 2 łyżki oleju kokosowego
- 4 uncje sera cheddar, startego

Wskazówki:

1. Patelnię z oliwą rozgrzać na dużym ogniu, dodać piersi z kurczaka, smażyć 7 minut, odwrócić i smażyć jeszcze 7 minut.

2. W międzyczasie rozgrzej kolejną patelnię na średnim ogniu, dodaj boczek, smaż do uzyskania chrupkości,

przełóż na ręczniki papierowe, odsącz tłuszcz i
pokrusz.

3. Pierś z kurczaka przełożyć do naczynia do pieczenia, na
wierzchu dodać aminokwasy kokosowe, pokruszony
bekon, ser i zieloną cebulkę, wstawić do piekarnika,
nałożyć na brojlera i gotować w wysokiej temperaturze
jeszcze przez 5 minut.

4. Podziel na talerze i podawaj na gorąco.

Cieszyć się!

Odżywianie:kalorie 450, tłuszcz 24, błonnik 0, węglowodany 3,
białko 60

Specjalny Włoski Kurczak

To włoskie danie keto, które naprawdę doceniamy!

Czas przygotowania: 10 minut

Czas gotowania: 20 minut

Porcje: 4

Składniki:

- ¼ szklanki oliwy z oliwek
- 1 czerwona cebula, posiekana
- 4 piersi z kurczaka, bez skóry i bez kości
- 4 ząbki czosnku, posiekane
- Sól i pieprz do smaku
- ½ szklanki włoskich oliwek, bez pestek i posiekanych
- 4 filety sardeli, posiekane
- 1 łyżka kaparów, posiekanych
- 1 funt posiekanych pomidorów
- ½ łyżeczki płatków czerwonego chili

Wskazówki:

1. Dopraw kurczaka solą i pieprzem i natrzyj połową oleju.

2. Włóż do rondla, który nagrzałeś na wysoką temperaturę, gotuj przez 2 minuty, odwróć i gotuj jeszcze przez 2 minuty.
3. Włóż piersi z kurczaka do piekarnika w temperaturze 450 stopni F i piecz przez 8 minut.
4. Wyjmij kurczaka z piekarnika i podziel na talerze.
5. Tę samą patelnię rozgrzać z resztą oleju na średnim ogniu, dodać kapary, cebulę, czosnek, oliwki, anchois, płatki chili i kapary, wymieszać i smażyć 1 minutę.
6. Dodać sól, pieprz i pomidory, wymieszać i gotować jeszcze 2 minuty.
7. Skrop to na piersi z kurczaka i podawaj.

Cieszyć się!

Odżywianie:kalorie 400, tłuszcz 20, błonnik 1, węglowodany 2, białko 7

Prosty Cytrynowy Kurczak

Wkrótce zobaczysz, jak łatwy jest ten przepis na keto!

Czas przygotowania: 10 minut

Czas gotowania: 45 minut

Porcje: 6

Składniki:

- 1 cały kurczak, pokrojony na średnie kawałki
- Sól i pieprz do smaku
- Sok z 2 cytryn
- skórka z 2 cytryn
- skórki cytryny z 2 cytryn

Wskazówki:

1. Kawałki kurczaka włożyć do naczynia do pieczenia, doprawić solą i pieprzem do smaku i skropić sokiem z cytryny.
2. Dobrze wymieszać, dodać skórkę z cytryny i skórki z cytryny, wstawić do piekarnika o temperaturze 375 stopni F i piec 45 minut.
3. Wyrzuć skórki z cytryny, podziel kurczaka na talerze, skrop sosem z naczynia do pieczenia i podawaj.

Cieszyć się!

Odżywianie:kalorie 334, tłuszcz 24, błonnik 2, węglowodany 4,5,
białko 27

Smażony Kurczak I Sos Paprykowy

Jest bardzo zdrowy i będzie świetnym pomysłem na obiad!

Czas przygotowania: 10 minut

Czas gotowania: 20 minut

Porcje: 5

Składniki:

- 1 łyżka oleju kokosowego
- 3 i ½ funta piersi z kurczaka
- 1 szklanka bulionu z kurczaka
- 1 i ¼ szklanki żółtej cebuli, posiekanej
- 1 łyżka soku z limonki
- ¼ szklanki mleka kokosowego
- 2 łyżeczki papryki
- 1 łyżeczka płatków czerwonej papryki
- 2 łyżki posiekanej zielonej cebuli
- Sól i pieprz do smaku

Wskazówki:

1. Patelnię z oliwą rozgrzać na średnim ogniu, dodać kurczaka, smażyć po 2 minuty z każdej strony, przełożyć na talerz i odstawić.

2. Zmniejsz ogień do średniego, dodaj cebulę na patelnię i gotuj przez 4 minuty.
3. Dodaj bulion, mleko kokosowe, płatki pieprzu, paprykę, sok z limonki, sól i pieprz i dobrze wymieszaj.
4. Włóż kurczaka na patelnię, dodaj więcej soli i pieprzu, przykryj patelnię i gotuj przez 15 minut.
5. Podziel na talerze i podawaj.

Cieszyć się!

Odżywianie:kalorie 140, tłuszcz 4, błonnik 3, węglowodany 3, białko 6

Niesamowite Fajitas z kurczaka?

Masz ochotę na smaczne jedzenie w stylu meksykańskim? Następnie wypróbuj kolejny pomysł!

Czas przygotowania: 10 minut
Czas gotowania: 15 minut
Porcje: 4

Składniki:

- 2 funty piersi z kurczaka, bez skóry, bez kości i pokrojone w paski
- 1 łyżeczka sproszkowanego czosnku
- 1 łyżeczka chili w proszku
- 2 łyżeczki kminku
- 2 łyżki soku z limonki
- Sól i pieprz do smaku
- 1 łyżeczka słodkiej papryki
- 2 łyżki oleju kokosowego
- 1 łyżeczka mielonej kolendry
- 1 zielona papryka, pokrojona w plastry
- 1 czerwona papryka, pokrojona w plastry
- 1 żółta cebula, pokrojona w plastry

- 1 łyżka posiekanej kolendry
- 1 awokado, bez pestek, obrane i pokrojone w plastry
- 2 limonki, pokrojone w łódeczki

Wskazówki:
1. W misce wymieszaj sok z limonki z chili w proszku, kminkiem, solą, pieprzem, czosnkiem w proszku, papryką i kolendrą i wymieszaj.
2. Dodaj kawałki kurczaka i dobrze wymieszaj.
3. Patelnię z połową oleju rozgrzać na średnim ogniu, dodać kurczaka, smażyć 3 minuty z każdej strony i przełożyć do miski.
4. Rozgrzej patelnię z resztą oleju na średnim ogniu, dodaj cebulę i wszystkie papryki, wymieszaj i gotuj przez 6 minut.
5. Włóż kurczaka na patelnię, dodaj więcej soli i pieprzu, wymieszaj i podziel na talerze.
6. Udekoruj awokado, ćwiartkami limonki i kolendrą i podawaj.

Cieszyć się!

Odżywianie:kalorie 240, tłuszcz 10, błonnik 2, węglowodany 5, białko 20

Kurczak Z Patelni I Pieczarkami

Połączenie jest absolutnie pyszne! Gwarantujemy to!

Czas przygotowania: 10 minut

Czas gotowania: 30 minut

Porcje: 4

Składniki:

- 4 udka z kurczaka
- 2 szklanki pieczarek, pokrojonych w plastry
- ¼ szklanki ghee
- Sól i pieprz do smaku
- ½ łyżeczki cebuli w proszku
- ½ łyżeczki proszku czosnkowego
- ½ szklanki wody
- 1 łyżeczka musztardy Dijon
- 1 łyżka posiekanego estragonu

Wskazówki:

1. Patelnię z połową ghee rozgrzać na średnim ogniu, dodać udka z kurczaka, doprawić solą, pieprzem, czosnkiem w proszku i cebulą w proszku, smażyć po 3 minuty z każdej strony i przełożyć do miski.

2. Rozgrzej tę samą patelnię z resztą ghee na średnim ogniu, dodaj pieczarki, wymieszaj i gotuj przez 5 minut.
3. Dodaj musztardę i wodę i dobrze wymieszaj.
4. Umieść kawałki kurczaka na patelni, wymieszaj, przykryj i gotuj przez 15 minut.
5. Dodaj estragon, wymieszaj, gotuj przez 5 minut, podziel na talerze i podawaj.

Cieszyć się!

Odżywianie:kalorie 453, tłuszcz 32, błonnik 6, węglowodany 1, białko 36

Tapenada Z Kurczaka I Oliwek

Wszyscy będą pod wrażeniem tego dania keto!

Czas przygotowania: 10 minut

Czas gotowania: 10 minut

Porcje: 2

Składniki:

- 1 pierś z kurczaka pokrojona na 4 kawałki
- 2 łyżki oleju kokosowego
- 3 ząbki czosnku, zmiażdżone
- ½ szklanki tapenady z oliwek

Na tapenadę:

- 1 szklanka czarnych oliwek, bez pestek
- Sól i pieprz do smaku
- 2 łyżki oliwy z oliwek
- ¼ szklanki natki pietruszki, posiekanej
- 1 łyżka soku z cytryny

Wskazówki:

1. W robocie kuchennym wymieszaj oliwki z solą, pieprzem, 2 łyżkami oliwy z oliwek, sokiem z cytryny i pietruszką, dobrze wymieszaj i przełóż do miski.

2. Patelnię z olejem kokosowym rozgrzać na średnim ogniu, dodać czosnek, wymieszać i smażyć 2 minuty.
3. Dodaj kawałki kurczaka i gotuj przez 4 minuty z każdej strony.
4. Podziel kurczaka na talerze i posyp tapenadą z oliwek.

Cieszyć się!

Odżywianie:kalorie 130, tłuszcz 12, błonnik 0, węglowodany 3, białko 20

Pyszna Pierś z Kaczki

To ekstrawaganckie danie, ale warto spróbować!

Czas przygotowania: 10 minut

Czas gotowania: 20 minut

Porcje: 1

Składniki:

- 1 średnia pierś z kaczki, skórka nacięta
- 1 łyżka stołowa
- 1 łyżka gęstej śmietany
- 2 łyżki ghee
- ½ łyżeczki ekstraktu z pomarańczy
- Sól i pieprz do smaku
- 1 szklanka szpinaku dla dzieci
- ¼ łyżeczki szałwii

Wskazówki:

1. Rozgrzej patelnię z ghee na średnim ogniu.
2. Gdy się rozpuści, dodaj ukos i mieszaj, aż ghee się zrumieni.
3. Dodaj ekstrakt z pomarańczy i szałwię, wymieszaj i gotuj jeszcze przez 2 minuty.

4. Dodaj śmietanę i ponownie wymieszaj.

5. W międzyczasie podgrzej kolejny rondel na średnim ogniu, dodaj pierś z kaczki skórą do dołu, gotuj przez 4 minuty, odwróć i gotuj przez kolejne 3 minuty.

6. Pierś z kaczki polać sosem pomarańczowym, wymieszać i gotować jeszcze kilka minut.

7. Dodaj szpinak do rondla, na którym zrobiłeś sos, wymieszaj i gotuj przez 1 minutę.

8. Zdejmij kaczkę z ognia, pokrój pierś z kaczki i ułóż na talerzu.

9. Polej sosem pomarańczowym i podawaj ze szpinakiem.

Cieszyć się!

Odżywianie:kalorie 567, tłuszcz 56, błonnik 0, węglowodany 0, białko 35

Pierś z kaczki ze smacznymi warzywami

Jeśli jesteś dzisiaj naprawdę głodny, powinieneś naprawdę wypróbować ten przepis!

Czas przygotowania: 10 minut

Czas gotowania: 10 minut

Porcje: 2

Składniki:

- 2 piersi z kaczki, obrane ze skóry i pokrojone w cienkie plasterki
- 2 cukinie, pokrojone w plastry
- 1 łyżka oleju kokosowego
- 1 szczypiorek, posiekany
- 1 daikon, posiekany
- 2 zielone papryki, posiekane
- Sól i pieprz do smaku

Wskazówki:

1. Patelnię z oliwą rozgrzać na średnim ogniu, dodać dymkę, wymieszać i smażyć 2 minuty.
2. Dodaj cukinię, daikon, paprykę, sól i pieprz, wymieszaj i gotuj jeszcze 10 minut.

3. Podgrzej kolejną patelnię na średnim ogniu, dodaj plastry kaczki, smaż po 3 minuty z każdej strony i przełóż na patelnię z warzywami.
4. Gotuj wszystko jeszcze przez 3 minuty, podziel na talerze i podawaj.

Cieszyć się!

Odżywianie:kalorie 450, tłuszcz 23, błonnik 3, węglowodany 8, białko 50

Danie z cielęciny i pomidorów

Zrób wyjątkową kolację dla swoich bliskich! Wypróbuj ten przepis na keto!

Czas przygotowania: 10 minut

Czas gotowania: 40 minut

Porcje: 4

Składniki:

- 4 średnie steki z udźca cielęcego
- Odrobina oleju z awokado
- 2 ząbki czosnku, posiekane
- 1 czerwona cebula, posiekana
- Sól i pieprz do smaku
- 2 łyżeczki posiekanej szałwii
- 15 uncji pomidorów z puszki, posiekanych
- 2 łyżki posiekanej natki pietruszki
- 1 uncja bocconcini, pokrojone w plastry
- Fasolka szparagowa gotowana na parze do podania

Wskazówki:

1. Patelnię z oliwą rozgrzać na średnim ogniu, dodać cielęcinę, smażyć po 2 minuty z każdej strony i przełożyć do formy do pieczenia.

2. Ponownie rozgrzej patelnię, dodaj cebulę, wymieszaj i gotuj przez 4 minuty.
3. Dodać szałwię i czosnek, wymieszać i gotować przez 1 minutę.
4. Dodaj pomidory, wymieszaj, zagotuj i gotuj przez 10 minut.
5. Całość polać cielęciną, dodać bocconcini i pietruszkę, wstawić do piekarnika na 350 stopni G i piec 20 minut.
6. Podziel na talerze i podawaj z dodatkiem gotowanej na parze fasolki szparagowej.

Cieszyć się!

Odżywianie:kalorie 276, tłuszcz 6, błonnik 4, węglowodany 5, białko 36

cielęcina z parmezanem

To bardzo popularne danie z keto i powinieneś nauczyć się, jak to zrobić!

Czas przygotowania: 10 minut

Czas gotowania:1 godzina i 10 minut

Porcje: 6

Składniki:

- 8 kotletów cielęcych
- 2/3 szklanki parmezanu, startego
- 8 plasterków sera provolone
- Sól i pieprz do smaku
- 5 filiżanek sosu pomidorowego
- szczypta soli czosnkowej
- Spray do gotowania
- 2 łyżki ghee
- 2 łyżki oleju kokosowego, roztopionego
- 1 łyżeczka włoskiej przyprawy

Wskazówki:

1. Kotlety cielęce doprawić solą, pieprzem i solą czosnkową,

2. Rozgrzej patelnię z ghee i oliwą na średnim ogniu, dodaj cielęcinę i smaż, aż się zrumienią ze wszystkich stron.
3. Rozłóż połowę sosu pomidorowego na dnie naczynia do pieczenia, które posmarowałeś odrobiną sprayu do gotowania.
4. Dodać kotlety cielęce, następnie posypać włoskimi przyprawami i posmarować resztą sosu.
5. Naczynie przykryć, wstawić do piekarnika o temperaturze 350 stopni F i piec przez 40 minut.
6. Odkryć naczynie, posmarować serem provolone i posypać parmezanem, ponownie wstawić do piekarnika i piec jeszcze 15 minut.
7. Podziel na talerze i podawaj.

Cieszyć się!

Odżywianie:kalorie 362, tłuszcz 21, błonnik 2, węglowodany 6, białko 26

Cielęcina Piccata

Zrób to dziś wieczorem dla ukochanej osoby!

Czas przygotowania: 10 minut

Czas gotowania: 15 minut

Porcje: 2

Składniki:

- 2 łyżki ghee
- ¼ szklanki białego wina
- ¼ szklanki bulionu z kurczaka
- 1 i ½ łyżki kaparów
- 1 ząbek czosnku, posiekany
- 8 uncji przegrzebków cielęcych
- Sól i pieprz do smaku

Wskazówki:

1. Patelnię z połową masła rozgrzać na średnim ogniu, dodać kotlety cielęce, doprawić solą i pieprzem, smażyć po 1 minucie z każdej strony i przełożyć na talerz.
2. Patelnię ponownie rozgrzać na średnim ogniu, dodać czosnek, wymieszać i gotować przez 1 minutę.

3. Dodaj wino, wymieszaj i gotuj na wolnym ogniu przez 2 minuty.

4. Dodaj bulion, kapary, sól, pieprz, resztę ghee i wrzuć cielęcinę na patelnię.

5. Wszystko wymieszaj, przykryj patelnię i gotuj na średnim ogniu, aż cielęcina będzie miękka.

Cieszyć się!

Odżywianie:kalorie 204, tłuszcz 12, błonnik 1, węglowodany 5, białko 10

Pyszna Pieczona Kiełbasa

Bardzo łatwo to zrobić dziś wieczorem w domu!

Czas przygotowania: 10 minut

Czas gotowania: 1 godzina

Porcje: 6

Składniki:

- 3 czerwone papryki, posiekane
- 2 funty włoskiej kiełbasy wieprzowej, pokrojonej w plastry
- Sól i pieprz do smaku
- 2 funty grzybów Portobello pokrojonych w plastry
- 2 słodkie cebule, posiekane
- 1 łyżka stołowa
- mżawka oliwy z oliwek

Wskazówki:

1. W naczyniu do pieczenia wymieszać plastry kiełbasy z olejem, solą, pieprzem, papryką, pieczarkami, cebulą i odrobiną.
2. Wrzucić do obtoczenia, wstawić do piekarnika o temperaturze 300 stopni F i piec przez 1 godzinę.

3. Podziel na talerze i podawaj na gorąco.

Cieszyć się!

Odżywianie:kalorie 130, tłuszcz 12, błonnik 1, węglowodany 3, białko 9

Pieczona Kiełbasa I Kale

To danie z keto będzie gotowe za 20 minut!

Czas przygotowania: 5 minut

Czas gotowania: 30 minut

Porcje: 4

Składniki:

- 1 szklanka żółtej cebuli, posiekanej
- 1 i ½ funta włoskiej kiełbasy wieprzowej, pokrojonej w plastry
- ½ szklanki czerwonej papryki, posiekanej
- Sól i pieprz do smaku
- 5 funtów posiekanego jarmużu
- 1 łyżeczka mielonego czosnku
- ¼ szklanki czerwonej ostrej papryczki chili, posiekanej
- 1 szklanka wody

Wskazówki:

1. Rozgrzej patelnię na średnim ogniu, dodaj kiełbasę, wymieszaj, zmniejsz ogień do średniego i gotuj przez 10 minut.

2. Dodaj cebulę, wymieszaj i gotuj jeszcze przez 3-4 minuty.
3. Dodać paprykę i czosnek, wymieszać i gotować przez 1 minutę.
4. Dodaj jarmuż, papryczkę chili, sól, pieprz i wodę, wymieszaj i gotuj jeszcze 10 minut.
5. Podziel na talerze i podawaj.

Cieszyć się!

Odżywianie:kalorie 150, tłuszcz 4, błonnik 1, węglowodany 2, białko 12